Virtuelle Bioethik

THEOLOGISCH-PHILOSOPHISCHE BEITRÄGE ZU GEGENWARTSFRAGEN

Herausgegeben von Susanne Dungs, Uwe Gerber, Lukas Ohly und Andreas Wagner

BAND 16

Zu Qualitätssicherung und Peer Review der vorliegenden Publikation

Die Qualität der in dieser Reihe erscheinenden Arbeiten wird vor der Publikation durch die Herausgeber der Reihe geprüft.

Notes on the quality assurance and peer review of this publication

Prior to publication, the quality of the work published in this series is reviewed by the editors of the series.

Lukas Ohly (Hrsg.)

Virtuelle Bioethik

Ein reales Problem?

PETER LANG
EDITION

Bibliografische Information der Deutschen Nationalbibliothek
Die Deutsche Nationalbibliothek verzeichnet diese Publikation in der Deutschen Nationalbibliografie; detaillierte bibliografische Daten sind im Internet über http://dnb.d-nb.de abrufbar.

Gedruckt auf alterungsbeständigem,
säurefreiem Papier.

ISSN 2194-1548
ISBN 978-3-631-65592-4 (Print)
E-ISBN 978-3-653-04814-8 (E-Book)
DOI 10.3726/978-3-653-04814-8

Peter Lang Edition ist ein Imprint der Peter Lang GmbH.

Peter Lang – Frankfurt am Main · Bern · Bruxelles ·
New York · Oxford · Warszawa · Wien

Diese Publikation wurde begutachtet.

www.peterlang.com

Inhaltsverzeichnis

Lukas Ohly

Einleitung
Die Virtualisierung in der Bioethik

Gibt es einen bioethischen NSA-Skandal?

Als im Jahr 2013 bekannt wurde, dass der US-amerikanische Geheimdienst NSA den E-Mail-Verkehr und SMS-Nachrichten weltweit ausspioniert hatte, zeigte sich die Öffentlichkeit empört, weil die Privatsphäre jedes Bürgers bedroht war. Sicherheitsexperten wollten die Empörung mit dem Argument beruhigen, dass niemand im Geheimdienst die virtuellen Nachrichten wirklich lese. Sie würden vielmehr nach bestimmten Algorithmen ausgewertet, so dass unschuldige Bürger, von denen keine Terrorismusgefahr ausgehe, schnell ausgefiltert würden. – Soll nun dieses Argument einen Wahrheitsgehalt besitzen, so muss es zwischen einer realen und einer virtuellen Privatsphäre unterscheiden: Danach ist durch die NSA-Spionage die reale Privatsphäre der Bürger nicht gefährdet. Dennoch wertet die NSA private Kommunikation umfassend aus. Sie dringt damit in die Privatsphäre der Bürger ein, aber angeblich nur virtuell. Dabei scheint die virtuelle Privatsphäre ein geringeres Schutzrecht zu besitzen als die reale Privatsphäre. Wer dieses Argument zurückweist, für den freilich muss dieser konstruierte Unterschied zwischen einer realen und einer virtuellen Privatsphäre nicht überzeugend sein.

Eine analoge Diskussion ist auf dem Feld der Bioethik bislang nicht geführt worden. Das überrascht, beruhen doch die meisten bioethischen Probleme der Gegenwart auf hochdifferenzierten Messinstrumenten einer digitalisierten Biotechnologie. Medizinische Entscheidungen greifen stets auf Datenbanken zurück, die entweder von einer Arztpraxis selbst angelegt werden oder aber zwischen Medizin, Krankenversicherungswesen, Forschung und Politik vernetzt sind. Behandlungsabläufe werden danach optimiert, wie Informationen ausgewertet werden, die medizinische aber auch ökonomische Kriterien umfassen.

Zweifellos ist die Medizin inzwischen auf virtuelle Diagnosemittel angewiesen, die zuweilen eine Überdiagnostizierung von Befunden zur Folge haben. Je feinsinniger die Instrumente werden und je umfassender statistisches Vergleichmaterial zur Verfügung steht, desto eher lassen sich medizinische Frühwarnsysteme aktivieren, die Patienten bereits behandeln, weit bevor eine Krankheit „real“ ausgebrochen ist. Zwar wird bereits die Sorge vor dem „gläsernen Patienten“[1] geäußert. Doch wird dabei nicht die Grundsatzdiskussion geführt, ob es sich hier um ein reales oder ein virtuelles Problem handelt.

Denn analog zur NSA-Affäre könnte man dieselben Argumente auch auf die Medizin anwenden: Die eine Seite könnte anführen, dass medizinische Überdiagnostizierungen die Gesundheit des Patienten gefährden. Sie haben keine primär heilende Funktion, sondern ziehen den Patienten in die Fänge einer virtuellen Medizin.[2] Dagegen können Mediziner auf die klassische Unterscheidung von Diagnose und Therapieplan verweisen: Die Diagnose mag zwar auf hochsensiblen virtuellen Medien beruhen, aber gerade die hohen Vergleichsdaten erlauben individuell abgestimmte Therapiepläne, die medizinische Eingriffe auch begrenzen können. Diese Erwiderung rechnet wieder mit einer Differenz von real und virtuell: Ob der Patient „real“ krank ist, entscheidet sich nach Abwägung aller verfügbaren Daten. Dafür muss aber der Patient virtualisiert werden. Der individuelle Therapieplan richtet sich dabei nach einem standardisierten algorithmischen Vergleichsverfahren. Es ist dabei nur der „virtuelle Patient“, der sich in die Fänge der virtuellen Medizin begibt, und nicht der reale.

So könnte eine analoge Diskussion zum NSA-Skandal innerhalb der Medizinethik verlaufen, wenn sie denn geführt werden würde. Die Frontlinie wäre hier im Grundsatz eindeutig: Ist das „Reale“ ein Teil des Virtuellen, oder erzeugt die Virtualisierung einen dritten Bereich zwischen Realität und Fiktion? Sind also Patienten von der Virtualisierung ihrer Daten real betroffen, oder behandelt die virtuelle Medizin primär nur virtuelle Patienten, wenn auch mit dem Zweck, die Behandlung auch von realen Patienten zu

---

1 *Anne-Kathrin Lück*. Der gläserne Mensch im Internet. Ethische Reflexionen zur Sichtbarkeit, Leiblichkeit und Personalität in der Online-Kommunikation; Stuttgart 2013, 17.

2 Ärztepräsident will Vorsorgeuntersuchung prüfen lassen (http://www.zeit.de/wissen/gesundheit/2014-05/Montgomery-Vorsorgeuntersuchung-Pruefung; Zugriff 27.05.2014).

optimieren? Oder noch einmal anders: Ist die Virtualisierung der Medizin nur ein Mittel zum Zweck oder selbst schon zum Selbstzweck mutiert?

Indizien der Virtualisierung als Selbstzweck lassen sich bereits ausmachen: Zum einen sind alle medizinischen Daten in einer vernetzten Datenwelt von Bedeutung. Der bloße, formale Datenzuwachs ist ein Gewinn, auch wenn er keine unmittelbaren Auswirkungen auf Heilpläne hat. Zum anderen bedeutet Überdiagnostizierung nicht nur, dass Krankheitssymptome bereits zu einem Zeitpunkt ausgemacht werden können, an dem sie noch nicht ausgebrochen sind. Sie bedeutet auch, dass die Virtualisierungstechniken bei Patienten zu einem Zeitpunkt angewendet werden, an dem sie noch nicht für eine Heilung indiziert sind. Wenn die bloße Datenmenge den Erfolg verspricht, muss eine virtuelle Diagnose nicht erst angewendet werden, um einen Verdacht zu bestätigen. Sie kann bereits angewendet werden, um einen Verdacht auszuschließen, den niemand real hat. Der Verdacht, der ausgeschlossen wird, ist allenfalls selbst ein virtueller.

Das bestätigt zum dritten die Vermischung der Diagnosetechnik mit der virtuellen Unterhaltungselektronik. So können werdende Mütter den Gynäkologen zu einer Ultraschalluntersuchung in 3D-Technik beauftragen, selbst wenn dies nicht diagnostisch indiziert ist – und daher auch nicht von der Krankenkasse bezahlt wird. Von der 3D-Technik versprechen sich Frauen einen vertieften Blick auf das Aussehen ihres Kindes. Die Ultraschalluntersuchung hat vor allem Unterhaltungswert. Dies alles sind Indizien für eine Virtualisierung der Medizin als Selbstzweck. Sie sind allerdings bislang auch nur Indizien und bestätigen diesen Verdacht noch nicht hinreichend.

Der Begriff „Virtuelle Realität“ wird benutzt, um zwischen Realität und Fiktion einen ontologisch relevanten dritten Bereich zu markieren: Das Virtuelle ist real und schafft Realitäten.[3] Dementsprechend werden die realen und kausalen Auswirkungen virtueller Einflüsse in etlichen Bereichen des

3 *Cemens Breuer*: Virtualität und Fortschritt. Moraltheologische Anmerkungen zur virtuellen computergenerierten 3-D-Rekonstruktion menschlicher Embryonen; in: *Peter Roth u.a.*: Die Anwesenheit des Abwesenden. Theologische Annäherungen an Begriff und Phänomene von Virtualität; Augsburg 2000; 157-171, 159; *André Nusselder*: Interface Fantasy. A Lacanian Cyborg Ontology; Cambridge u.a. 2009, 53; *Susanne Dungs*: Anerkennung des Anderen im Zeitalter der Mediatisierung. Sozialphilosophische und sozialarbeitswissenschaftliche Studien im Ausgang von Hegel, Lévinas, Butler, Žižek; Münster

gesellschaftlichen Lebens ethisch untersucht, etwa in der Kommunikation[4], partnerschaftlichen Intimität[5], in der Wirtschaftsethik[6], Landwirtschaft[7] oder Kriegstechnik[8]. Nicht immer werden dabei die Grundsatzfragen des Phänomens „Virtuelle Realität" konkret wiederholt. Dies trifft auch auf die Medizin- und Bioethik zu. Was ist das Reale an der virtuellen Medizin? Und sind reale Subjekte von den virtuellen Problemen der Bioethik betroffen?

Theoretische oder metatheoretische Differenz?

Unterscheidet man zwischen real und virtuell, so ist es eine wichtige metatheoretische Frage, auf welcher Seite diese Unterscheidung vorgenommen wird. Ist also der Unterschied zwischen real und virtuell eine reale oder eine virtuelle Differenz? Wenn sie eine reale Differenz ist, dann greift Virtualität nicht in die Realität ein, sondern erzeugt allenfalls eine fiktive Parallelwelt. Eine virtuelle Medizin heilt dann nicht wirklich, sondern verstellt den Blick auf reale medizinische Bedarfe. Ist die Differenz dagegen eine virtuelle, so sind die Übergänge weicher: Dann wird die Realität selbst als konstruiert durchschaut, als eine „als ob"-Realität, die durch virtuelle Alternativkonstruktionen ergänzt oder ersetzt werden kann. Nicht erst die virtuelle Medizin ist dann eine Konstruktion, sondern bereits Gesundheit und Krankheit.

Ein übliches Verständnis besagt, dass Virtualität „die funktional äquivalente Entfaltung von Möglichkeiten"[9] meine. Auf der metatheoretischen

---

2006, 291; *Slavoj Žižek*: Körperlose Organe. Bausteine für eine Begegnung zwischen Deleuze und Lacan; Frankfurt 2005, 269.

4 *Dungs*: Anerkennung des Anderen im Zeitalter der Mediatisierung, 370.

5 *Eva Illouz*: Warum Liebe weh tut. Eine soziologische Erklärung; Frankfurt 2012, 331.

6 *Jörg Hübner*: Kann man die Wirkung des „heißen Geldes" eindämmen? Zur Besteuerung von Finanztransaktionen: Entwicklungen, Perspektiven und sozialethische Implikationen; ZEE 56/2012, 187–196, 190.

7 *Daniel Gregorowius*: Landwirtschaft im Spannungsfeld zwischen Natürlichkeit und Künstlichkeit; ZEE 52/2008, 104–118, 113.

8 *Lukas Ohly*: Gestörter Frieden mit den Religionen. Vorlesungen über Toleranz; Frankfurt 2013, 134.

9 *Bernhard Kempen*: Pragmatismus statt Euphorie. Virtuelle Lernwelten in der Universität; Forschung & Lehre 21/2014, 348–349, 348. Ähnlich im Anschluss an Baudrillard *Rupert M. Scheule*: Cyber Policy Networks (Def. CPN); in: *Roth* u.a. (Hg.): Die Anwesenheit des Abwesenden;Augsburg 2000, 174.

Ebene werden damit Virtualität und Realität selbst nur virtuell unterschieden. Denn sowohl der Begriff der Möglichkeit als auch der funktionalen Äquivalenz rechnet mit einem gemeinsamen Dritten, auf das sich beide beziehen. Funktional Äquivalentes kann es nur geben, wo es ein gemeinsames Drittes gibt, das sie beide erfüllen können. Dies trifft hier auf den Begriff der Möglichkeit zu: Der Raum realer und virtueller Möglichkeiten befindet sich auf derselben Ebene, und Realität und Virtualität haben Zugriff auf *dieselben* Möglichkeiten. Dieser gemeinsame Zugriff zeichnet virtuelle Welten als Virtuelle Realität*en* aus. Der eigentliche Gegenbegriff zur Virtualität ist dann nicht Realität, sondern Materialität.[10] Virtuelle Realitäten entfalten Möglichkeiten desselben Möglichkeitsraums zwar auf einer immateriellen Basis, aber funktional äquivalent.

Am Beispiel der Medizin angewendet, hieße das also: Heilung kann dann materiell und virtuell realisiert werden. Der Patient kann geheilt werden, indem seine körperlichen Einschränkungen materiell behoben werden, *oder* indem seine Körperfunktionen virtuell erfüllt werden. Man denke etwa an die Behandlung sehbehinderter Menschen, die Gegenstände durch computersimulierte Sehsinne optisch registrieren können.

Eine realistische metatheoretische Einteilung von real und virtuell hebt dagegen darauf ab, dass funktionale Äquivalenzen durch Virtualisierungstechniken nur suggeriert aber eigentlich verfehlt werden. In der Analyse von Kommunikationsmedien verweist man dann etwa darauf, dass das Versprechen zwischenmenschlicher Verbundenheit durch permanente Erreichbarkeit die persönliche Einsamkeit und Ängste des Alleinseins eher verstärken. Zwischenmenschliche Bindungen werden durch dauerhafte mediale Verbundenheit eher gelockert.[11] Ebenfalls eine bloß suggestive funktionale Äquivalenz hat Slavoj Žižek in der Biotechnologie ausgemalt, und zwar am Beispiel der neurophysiologischen Manipulation eines Subjekts: „Das Reale der, sagen wir, sexuellen Lust, das durch einen direkten neuronalen Eingriff erzeugt wird, findet nicht in der Realität körperlicher Kontakte statt und ist dennoch ‚realer als die Realität' und intensiver als diese."[12] Wer also eine

10 *Kempen*: Pragmatismus statt Euphorie, 348.

11 *Turkle*: Alone Together. Why We Expect More from Technology and Less from Each Other; New York 2011, 153, 181f., 227.

12 *Žižek*: Das Reale des Christentums; Frankfurt 2006, 29.

funktionale Äquivalenz ausmacht, konstruiert sie bereits selbst als eine virtuelle Äquivalenz. Es bleibt also eine reale Kluft zwischen der funktionalen Äquivalenz und einer realen Äquivalenz. Am Beispiel sexueller Impotenz und der Einnahme von Viagra belegt Žižek, dass der Patient zwar in die Lage versetzt wird, Funktionen zu erfüllen, ohne dass aber die therapeutische Maßnahme „subjektiviert" wird.[13] Bei der virtuellen Simulation bleibt also eine Äquivalenzlücke zurück, die nicht funktional mitsimuliert wird.

Žižeks Beispiel zeigt übrigens, dass materielle biotechnologische Lösungen als virtuelle Strategien eingesetzt werden. Man könnte ja einwenden, dass Viagra eine Lösung der klassischen biochemisch gestützten Medizin darstellt. Und doch ist die Lösung virtuell, weil sie die Gesundheit des Patienten auf seine Körperfunktionen reduziert und dabei die subjektive Ebene des Erlebens der eigenen Körperfunktionen ausblendet. Solche Vermischungen von materiellen und virtuellen Ebenen zeigen sich etwa im Bereich der Prothetik, in der mechanische und computerbasierte Techniken miteinander verbunden werden, und in der Robotik. Gerade wenn es nur auf die funktionale Äquivalenz ankommt, lassen sich beide Perspektiven konstruktiv aufeinander beziehen.

Je nachdem wo die metatheoretische Differenz von real und virtuell verortet wird, lassen sich virtuelle Konstruktionen des Lebens ethisch unterschiedlich beurteilen. Allerdings entscheidet die je eingenommene metatheoretische Perspektive noch nicht über die ethische Beurteilung. Wenn metatheoretisch eine funktionale Äquivalenz zwischen Virtualität und Realität eingeräumt wird, so kann man zunächst gegenüber virtuellen Lösungen aufgeschlossener sein. Denn sofern kein essenzieller Unterschied zwischen virtuellen und realen Lösungen besteht, lassen sich ethisch virtuelle Lösungen allein nach ihrer jeweiligen Leistungsfähigkeit und der Zielsetzung beurteilen. Dadurch aber kann eine wachsende Virtualisierung bioethischer Herausforderungen auch als Problem gesehen werden. Am Beispiel gezeigt, ist dann der gläserne Patient nicht deshalb eine Bedrohung, weil er einen realen Patienten bedroht. Vielmehr hängt die Einschätzung der Datentransparenz eines Patienten davon ab, welche medizinethischen Chancen damit verbunden sind und ob sich Diskriminierungsrisiken minimieren lassen.

---

13 *Žižek*: Körperlose Organe, 175.

Das „Recht auf Vergessen“ oder das „Recht auf Nichtwissen“ kann mit Datentechniken kollidieren, die eine hohe Speicherkapazität haben, mit anderen Datenträgern vernetzbar sind und damit auch beliebig viele Datenkopien etwa einer Patientenakte generieren können. Und dieses Risiko kann auch aus der Perspektive derer entdeckt werden, die metatheoretisch weiche Übergänge zwischen Virtualität und Realität unterstellen.

Wer umgekehrt metatheoretisch die Differenz von real und virtuell für eine reale Differenz hält, kann auf der ethischen Ebene ebenso beide Perspektiven einnehmen, also sowohl die Chancen als auch die Risiken der Virtualisierung in Medizin und Biotechnologie betonen. Man kann der Meinung sein, dass Virtualisierungstechniken den Menschen nicht essenziell bedrohen, weil sie nur in einer Parallelwelt operieren. Der gläserne Patient wäre eben nicht der reale Patient, sondern ein bloßes Hilfsmittel der Diagnostik durch Analogiebildung. Man kann allerdings auch befürchten, dass virtuelle Techniken reale Auswirkungen haben, die sich in der realen Welt aber nur schwer kontrollieren lassen, gerade weil zwischen Realität und Virtualität ein realer Unterschied besteht. Denn die suggestive Kraft von Virtualisierungstechniken erzeugt einen Immersionseffekt, dem man nicht dadurch entkommt, dass man ihn als Illusion durchschaut, sondern allenfalls dadurch, dass man die Technik real ausschaltet.

Die jeweils eingenommene metatheoretische Perspektive scheint aber eine Entscheidung herbeizuführen über den ethischen Ansatz. Ist die Differenz zwischen real und virtuell nur eine virtuell weiche Differenz, die die Leistungsfähigkeit funktionaler Äquivalenzen untersucht, so wird hier eine konsequenzialistische Position eingenommen. Umgekehrt legt die realistische Differenzierung von real/virtuell eine deontologische Position nahe, weil moralische Richtigkeit nicht auf funktionale Äquivalenz zurückgeführt werden kann. Die Gegenüberstellung aus konsequenzialistisch und deontologisch, die seit Jahrzehnten die bioethische Debatte beherrscht, korrespondiert also mit einer metatheoretischen Einschätzung über das Verhältnis von Realität und Virtualität. Es ist dabei nicht überraschend, dass angesichts der Virtualisierung der Bioethik konsequenzialistische Beiträge Hochkonjunktur haben.

Virtuelle Bioethik

Nicht nur die Themen, mit denen sich Bioethik beschäftigt, sind daher von Virtualisierung getroffen. Dasselbe trifft auf die Bioethik selbst zu. Ihre Beiträge enthalten metatheoretische Voraussetzungen darüber, wie Virtualisierungstechniken bioethische Fragestellungen präfigurieren. Meistens sind diese Voraussetzungen implizit und nicht durch eine bewusste Entscheidung getroffen worden. Dadurch bleibt unreflektiert, dass die Argumentationsfiguren bioethischer Beiträge aber auch ihre Inhalte überhaupt virtuelle Züge tragen. Ein „Recht auf Vergessen", das gegenwärtig gegenüber dem Internet reklamiert wird[14], wird umso dringlicher, je globaler und umfassender der Zugriff auf Datenträger möglich ist, die Informationen „auf ewig" erinnern. Allerdings werden biologische Entitäten inzwischen selbst als Datenträger verstanden, etwa das Genom oder das Gehirn. Entsprechende Probleme zum Umgang mit Informationen wiederholen sich in der Bioethik. Die Wahrheit am Krankenbett wurde als Recht etwa zur selben Zeit proklamiert[15], als man – etwa bei Eingriffen auf das menschliche Erbgut – auch das umgekehrte „Recht zum Nichtwissen" entdeckte.[16] In beiden Fällen ist dabei Information wie ein virtuelles Gut behandelt worden: Die Wahrheit am Krankenbett wurde zu einem Beziehungskonstrukt zwischen Arzt und Patient erweitert, das durchaus auch in Widerspruch zur Sachwahrheit des Gesundheitszustandes des Patienten stehen konnte.[17] Wer wiederum ein

14 Urteil des Europäischen Gerichtshofs vom 13. Mai 2014, C-131/12 (http://curia.europa.eu/juris/document/document.jsf?text=&docid=152065&pageIndex=0&doclang=DE&mode=lst&dir=&occ=first&part=1&cid=102266; Zugriff 28.05.2014).

15 *Hans Jonas*: Techniken des Todesaufschubs und das Recht zu sterben; in: *Ders.*: Technik, Medizin und Ethik. Praxis des Prinzips Verantwortung; Frankfurt 1987, 242–268, 251. Jonas spricht von der „Unwürde des Nichtwissens" (253).

16 *Jonas*: Laßt uns Menschen klonieren. Von der Eugenik zur Gentechnologie; in: *Ders.*: Technik, Medizin und Ethik, 162–203, 189. *Joel Feinberg*: The Child's Right to an Open Future, in: *William Aiken/Hugh LaFollette* (Hg.): Whose Child? Children's Rights, Parental Authority, and State Power; Totowa 1980, 124–153.

17 *Franz Böckle*: Menschenwürdig sterben; in: *Ludger Honnefelder/Günter Rager* (Hg.): Ärztliches Urteilen und Handeln. Zur Grundlegung einer medizinischen Ethik; Frankfurt a.M., Leipzig 1994, S.284–318, 307; *Ulrich Eibach*: Sterbe-

Recht zum Nichtwissen reklamiert hat, macht es zu einem Abwehrrecht gegen die Wahrheit und ihre möglichen sozialen Folgen. In beiden Fällen wird also ein Subjekt geschützt, das es nicht real „gibt“, sondern eine Folie für konstruierte Selbstbeschreibungen darstellt. Informationen sind also nicht dadurch bedeutsam, dass sie wahr sind. Vielmehr werden sie als formaler Datenpool zum Medium für „spielerische Identifizierungen“[18] genutzt.

Ein anderes Beispiel: Zwar sollen Virtualität und Materialität Gegensätze sein, allerdings mit weichen Übergängen, in denen das Materielle selbst virtuell wird. Diese weichen Übergänge liegen etlichen Beiträgen der Hirnforschung zugrunde, in denen das Subjekt als *„virtuelle Maschine“*[19] und das Gehirn als mentales Repräsentationssystem verstanden wird. Ohne die bioethischen Auswirkungen dieser Virtualisierung der Materialität in den Beiträgen dieses Bandes vorwegzunehmen, möchte ich auf eine bioethische Konsequenz aufmerksam machen: Einerseits soll Materialität die Illusion der Subjektivität durchschauen, andererseits wird bioethisch gerade deshalb für eine neue Illusion geworben. Wenn das Subjekt eine virtuelle Maschine ist und dies auch am Modell des Computers gezeigt wird, so wird daraus ethisch gefolgert, dass es gefährlich wäre, Computer oder Roboter zu erzeugen, die künstliche Subjekte sind.[20] Die neue Illusion besteht darin, dass menschliche Subjekte höhere Rechte hätten als maschinell hergestellte. Wieder wird dazu eine konsequenzialistische Perspektive erfordert, um die weiche Unterscheidung zwischen den künstlichen Subjekten der Gattung Mensch und den künstlichen Subjekten der Gattung Maschine ethisch in Geltung bringen zu können.

---

hilfe. Tötung auf Verlangen? Wuppertal 1988, 124f.; *ders.*: Vom Paternalismus zur Autonomie des Patienten? Medizinische Ethik im Spannungsfeld zwischen einer Ethik der Fürsorge und einer Ethik der Autonomie; Zeitschrift für medizinische Ethik 43/1997, S.215–231, 224.

18 *Hermann Schmitz*: Der unerschöpfliche Gegenstand. Grundzüge der Philosophie; Bonn 1995², 179.

19 *Thomas Metzinger*: Subjektivität und Selbstmodell. Die Perspektive phänomenalen Bewußtseins vor dem Hintergrund einer naturalistischen Theorie mentaler Repräsentation; Paderborn 1999², 288, Herv. T.M.

20 *Dieter Birnbacher*: Künstliches Bewußtsein; in: *Metzinger* (Hg.): Bewußtsein. Beiträge aus der Gegenwartsphilosophie; Paderborn 2005⁵, 713–729, 728; *Metzinger*: Der Ego-Tunnel. Eine neue Philosophie des Selbst: Von der Hirnforschung zur Bewusstseinsethik. Berlin 2009, 277ff.

Der vorliegende Band wird den Einfluss virtueller Konstrukte auf bioethische Themen und Beiträge exemplarisch aufzeigen. Selbst moralische Prinzipien wie Autonomie, Menschenwürde und Gerechtigkeit bekommen in der Bioethik neue Nuancierungen, die sich durch die virtuellen Einflüsse auf die Biotechnologien ergeben, aber auch dadurch, dass Virtualität ein Denkparadigma eröffnet. Davon ist bereits das Gegenstandsfeld der Bioethik betroffen. Ist der Gegenstand der Bioethik etwas Reales oder etwas Virtuelles? Ist das „Bio-", das bioethisch zu schützen ist, der harte reale Kern, an dem sich technische Innovationen zu bewähren haben, zu denen auch die Informationstechnologie gehört? Oder ist das „Bio-" selbst nur eine Konstruktion der Materialität, die sich funktional äquivalent auf virtuelle Weise ersetzen lässt? Steht also hinter den virtuellen Daten etwa des gläsernen Patienten ein Mensch aus Fleisch und Blut oder ein unbekanntes „Ding an sich", auf das sich sowohl die virtuelle als auch die materielle Konstruktion mit dem Ziel der Orientierung beziehen?

Zu diesem Buch

Bislang ist der Zusammenhang von virtuellen Welten und Bioethik nicht explizit ausgearbeitet worden. Der ethische Diskurs zur Virtualisierung von Lebenswelten muss aber auch die Bioethik interessieren, da sie von der technischen Entwicklung virtueller Medien und der Informationswissenschaften besonders stark betroffen ist. Die Beiträge des vorliegenden Bandes leisten zu diesem Zusammenhang erste Reflexionen. Insofern handelt es sich bei diesem Aufsatzband um ein heuristisches Abtasten einer Problematik, das mit seinen Beiträgen auch nicht abgeschlossen sein sollte. Die Beiträge möchten vielmehr zur Weiterarbeit anregen.

Bioethische Themen sind nicht nur medizinethische Themen. Auf dem ersten Blick scheinen sich zwar die vorliegenden Beiträge weitgehend auf bioethische Probleme zu beschränken, die am Menschen auftreten (bis auf die Beiträge von Daniel Falkner und Jonathan Horstmann). Allerdings reichen schon die ethische Fragen der Neurophilosophie über die Medizinethik hinaus und berühren sich mit den Fortschritten künstlichen Lebens und künstlicher Intelligenz (Horstmann und Michael Himmelreich). Die Autoren legen kein gemeinsames Verständnis zum Aufgabengebiet der Bioethik zugrunde. Der Ausdruck umfasst ein unbestimmt weites Feld von Fragestellungen, die miteinander verbunden werden können, obwohl sie den Bereich des Biologischen übergreifen. Auch diese Unbestimmtheit ist gewollt, um dem heuristischen Interesse dieses Buches keine voreiligen Hürden in den Weg zu stellen.

Zur heuristischen Suchbewegung, die dieses Buch unternimmt, gehört es ebenso, dass seine Autoren kein gemeinsames Verständnis von Virtualität zugrunde legen. Sie pointieren vielmehr unterschiedliche Aspekte, etwa die Digitalisierung (Daniel Falkner), technische Mediatisierung und Simulationsfähigkeit physischer Realität (Frank Martin Brunn, Falkner, Himmelreich), funktional äquivalente Entfaltung von physisch realen Möglichkeiten (Brunn; kritisch Michaela Hoffmann), die Konstruktion oder gar die Dekonstruktion des Realen (Horstmann, Lukas Ohly). Constanze Spieß legt einen Begriff von Virtualität zugrunde, die durch Sprache generiert wird: Danach handelt es sich bei Virtualität um Möglichkeiten, die jedoch bereits soziale Sachverhalte verwirklichen. Alle Beiträge orientieren sich zwar irgendwie an der Unterscheidung von virtueller und physischer Realität und grenzen Virtualität von Fiktion ab. Indem sie aber den virtuellen Anteil bioethischer Themenfelder unterschiedlich pointieren, entdecken sie unterschiedliche Übergänge zwischen Realität und Virtualität. Einige Beispiele: Virtualität wird bei Spieß und Falkner als sprachlicher Raum entdeckt, dessen Möglichkeiten bereits Fakten schaffen. Bei Michaela Hoffmann wird demgegenüber das Virtuelle im Gegenüber zur physischen Realität zum „psychischen Raum“, in dem Menschen Embryonen als psychischen Wesen begegnen, die es im physischen Sinne (noch) nicht gibt. Horstmann beschreibt die Zuschreibungen psychischer Realität in der Virtualität sogar als Widerspruch, ohne dass diese Zuschreibungen dadurch falsch würden.

Den Aufschlag hat *Constanze Spieß* mit einer linguistischen Analyse der politischen Debatte um Stammzellforschung. Dabei begründet sie ihre These, dass sowohl Befürworter als auch Gegner der Stammzellforschung virtuelle Sachverhalte einbringen. Da es zudem in der linguistischen Untersuchung nicht darauf ankomme, Argumentationen in ihrer logischen Richtigkeit zu rekonstruieren als vielmehr in ihrer pragmatischen Überzeugungsfähigkeit, eröffnen die Topoi des Argumentierens einen Zusammenhang von Sachverhalten, die es außerhalb des jeweiligen Topos nicht geben muss und trotzdem soziale Wirklichkeit bilden. Spieß zeigt an prominenten Argumentationsfiguren, wie sehr bioethische Argumentationsmuster von dieser Art sprachlicher Virtualität geprägt sind. Ihre metaethische Untersuchung zeigt einerseits die Kontingenz dieser Topoi auf, indem sie ihnen „realistische" Alternativen entgegensetzt. Andererseits ist das virtuelle Generieren von Wirklichkeit mittels Sprache unhintergehbar. Eine besondere Rolle spielen hierbei Metaphern, die nämlich nicht einfach Wirklichkeit abbilden wollen, sondern Lücken zwischen dem Gesagten und dem Gemeinten füllen.

Auch *Daniel Falkner* beschreitet einen metaethischen Weg, indem er den Einsatz von Metaphern in der Rede über Synthetische Biologie reflektiert. Biotechnologische Metaphern stellen Wahrheitsansprüche, die neue Denkparadigmen aufdrängen. Danach reagieren metaphorische Ausdrücke wie „DNA als Software des Lebens" nicht auf Virtualisierungstechniken, sondern eröffnen umgekehrt einen wahrheitsfähigen Raum, an dem sich virtuelle Techniken entfalten können. Dadurch wird die DNA tatsächlich zur Software des Lebens und entsprechend auch programmierbar. Die Frage, ob dies eine wünschenswerte Entwicklung darstellt, wird von Falkner nicht über den moralischen Status der programmierten biologischen Entitäten beantwortet. Insofern zeigt er einer Entgegensetzung von Realität zur Virtualität klare Grenzen auf. Ethisch wird die sprachimmanente Kohärenz der Virtualisierung des Biologischen kritisch überprüft. Dadurch ergeben sich neue Frontenstellungen in der Bewertung der Synthetischen Biologie, die weniger entlang der Manipulation des geschaffenen Lebens laufen als der Manipulation des gesellschaftlichen Zusammenlebens mit Zeitgenossen.

Auch *Frank Martin Brunns* sportethische Reflexion setzt mit einer metaethischen Perspektive an. Brunn zeigt, dass Sport eine „Natürlichkeitsfiktion" erzeugt, die aber selbst auf künstlichen Regeln beruht. Sport ist insofern immer schon virtuell gewesen, weil er immer schon Körperkonstrukte in eine künstliche Welt eingebettet hat, in der sie sich zu bewähren haben. Dies führt Brunn vor allem an den Beispielen des Dopings und der visuellen Sportberichterstattung aus. Beide Beispiele inszenieren den menschlichen Körper im Kontext künstlicher Regeln und transformieren damit auch ethische Beurteilungen zu einem sportimmanenten Reglement. Brunn koppelt abschließend die sportethische Frage an ethische Prinzipien zurück. Während bei Falkner eine normative Bewertung aus einem weichen Gegensatz von real/virtuell betrachtet wird, verflüssigt Brunn sogar noch diese Weichheit zu einer Unentscheidbarkeit. Brunn hält dabei offen, ob diese Prinzipien selbst virtuell sind oder sich nach einem ethischen Realismus richten. Seine sportethische Bewertung könnte gegen die Regeln des Sports auch ein bloßes und kontingentes Gegenkonstrukt als Korrektiv zulassen. Zumindest hält Brunn offen, wie die Menschenwürde begründet ist beziehungsweise ob sie sich ebenso kontingenten Konstruktionen verdankt wie der Sport.

In *meinem* eigenen Beitrag soll der Eindruck verstärkt werden, dass es ein Kennzeichen der Virtualisierung ist, solche Uneindeutigkeiten zu erzeugen. Die ethische Orientierung wird dadurch geschwächt, während zugleich das praktische Verhalten standardisiert wird. Wenn etwa in der Medizinethik die menschliche Autonomie zur zentralen Kategorie der Entscheidungsfindung herangezogen wird, so lassen sich dadurch zwar einerseits klare Entscheidungsprozeduren entwickeln (der Patient als Vertragspartner, Patientenverfügung, mutmaßlicher Wille). Zugleich aber werden die Entscheidungsinhalte abstrakter und unklarer, weil nicht mehr medizinische Kriterien allein entscheiden, sondern die Anamnese eines virtuellen Subjekts. Solche Unschärfen bilden den Hintergrund für ethische Skrupel, die oft religiös assoziiert sind. Ich möchte zeigen, dass hinter der scheinbar fundamentalistischen Metapher „Playing God“ ein rationales Moment steckt, das religionsphänomenologisch rekonstruiert wird. Die existenzielle Unschärfe, mit der Menschen mit bioethischen Problemen konfrontiert werden, führt sie in Situationen der Desorientierung, die sie auch erleben können, wenn sie religiöse Erfahrungen machen. Gotteserfahrungen als unableitbare Offenbarungen unterbrechen feste Lebensrhythmen ebenso wie bioethische Situationen, in denen es nicht auf den Gehalt ankommt, was mir widerfährt, sondern der Widerfahrenscharakter der Situation in den Vordergrund rückt. Solche Situationen werden virtuell generiert.

In einem Beitrag aus der eigenen Berufspraxis als Ärztin und Kinderpsychologin beschreibt *Michaela Hoffmann* die psychischen Spannungen des unerfüllten Kinderwunsches mit der assistierten Reproduktionsmedizin. Für Hoffmann wird die Kinderlosigkeit durch medizinische Reproduktionsmaßnahmen nicht etwa real behoben, sondern nur virtuell überbrückt. Die psychischen Symptome, die kinderlose Paare belasten, werden mit der Geburt eines künstlich befruchteten Kindes zu weiteren Symptomen transformiert (Macht, Parentifizierung, Beziehungsstörungen des Paares als auch der Eltern zum Kind). Weit entfernt davon, künstlich befruchtete Kinder als

„Halbwesen" zu degradieren[21], nimmt Hoffmann umgekehrt eine advokatorische Position für das „virtuelle Kind" ein. Dieses virtuelle Kind wäre nie anders geboren worden, und doch kann ihm gerade durch die besondere Zeugung geschadet worden sein. Es besteht somit ein Konflikt zwischen realem Kind und der Entscheidung für das Kind im virtuellen Raum. Dementsprechend muss eine advokatorische Ethik das Kind selbst virtualisieren, um es in den virtuellen Raum zu integrieren. Dieser Beitrag schärft den Blick auf die dialektischen Beziehungen von Realität und Virtualität.

Im Anschluss an den Neurophilosophen Thomas Metzinger entwickelt *Michael Himmelreich* ein Gedankenexperiment, ob die Auferstehung eines Subjekts unter den Bedingungen der aktuellen Hirnforschung möglich ist. Metzinger selbst schließt diese Möglichkeit aus, weil Subjektivität nur ein „Selbstmodell" ist, das durch ein Gehirn als „virtuelles Fenster der Gegenwart" konstruiert wird. Mit dem Tod verliert dieses Konstrukt sowohl seine materialistische Bedingung als auch seine Orientierungsfunktion. Demgegenüber entdeckt Himmelreich in Metzingers Bewusstseinstheorie die Option, dass sich ein Subjekt in einem Avatar inkarniert, in dem es nach dem physischen Tod seines Gehirns weiterlebt. Auferstehung wäre somit als virtuelle Operation denkbar. Himmelreichs Gedankenexperiment rechnet dabei mit der Subjektübertragung von einem Körper auf einen anderen. Abschließend wird untersucht, ob diese Fusion ethisch gerecht ist, da ein Selbstmodell instrumentell verzweckt wird.

Jonathan Horstmann geht von der fiktiven Kraft des Kinos aus, um bioethische Statusbestimmungen künstlicher Intelligenz in der Realität zu gewinnen. An der Protagonistin Samantha, einem kommunikationsfähigen Computerprogramm aus dem Kinofilm „Her", untersucht er die Subjekthaftigkeit künstlicher Intelligenz. Horstmanns Beitrag hat dabei selbst einen doppelten Boden: Zum einen klärt er, ob Samantha im Kontext des Films ein Bewusstsein zugerechnet werden muss. Zum anderen zieht er dafür Kriterien der Bewusstseinsphilosophie heran und transzendiert damit methodisch den fiktiven Kontext. Es ist also überraschenderweise nicht ausreichend, den Status eines fiktiven Wesens nur anhand fiktiver Kriterien

21 *Sibylle Levitscharoff*: Von der Machbarkeit. Die wissenschaftliche Bestimmung von Geburt über Tod, 12 (http://www.staatsschauspiel-dresden.de/download/18986/dresdner_rede_sibylle_lewitscharoff_final.pdf; Zugriff 04.08.2014).

zu bestimmen. Dass Feen zaubern können, akzeptieren wir ja ansonsten auch umstandslos, wenn wir diesen Sachverhalt auf den fiktiven Kontext des Märchens beschränken. Somit könnte man sich damit zufrieden geben, dass auch Samantha im Film Bewusstsein hat, das offenbar aus dem Computerprogramm emergiert. Dagegen spricht aber zum einen, dass sich die Figuren des Films selbst nicht über den Status von Samantha sicher sind. Zum anderen deutet Horstmann ein Phänomen an, das über den fiktiven Kontext hinaus eine Du-Evidenz vermittelt, nämlich das Phänomen der Stimme. Horstmann prophezeit sogar nach dem Linguistic Turn der Geisteswissenschaften und dem „Iconic Turn" der Online-Welt einen „Acoustic Turn" der Lebensorientierung. Seine Darstellung löst die Spannung von Fiktion und Realität nicht auf, weder methodisch noch inhaltlich, weil die Virtualität Paradigmen eröffnet, die barrierefrei vom einen zum anderen Bereich wandern.

Der Denkanstoß dieses Bandes soll mit einem *Epilog* abgerundet werden, in dem ich versuche, Hauptlinien einer Virtuellen Bioethik aus den Beobachtungen zu skizzieren, die aus den Einzelbeiträgen gewonnen worden sind. Obwohl die in diesem Buch behandelten Themenfelder nur exemplarisch sind und keine Vollständigkeit beanspruchen können, zeigen sich inhaltliche Überschneidungen und Konvergenzen in der Wahrnehmung bioethischer Probleme im Zeitalter der Virtuellen Realität. Diese beziehen sich sowohl auf die Wirklichkeitswahrnehmung als auch auf die normativ-ethischen Herausforderungen. Der Epilog lädt dazu ein, die Virtualisierungstendenz der Bioethik allgemein weiter als wissenschaftlichen Untersuchungsgegenstand in den Blick zu nehmen. Zudem gewinnt der Epilog aus den Beiträgen einen hermeneutischen Schlüssel für die Bearbeitung einer Virtuellen Bioethik, und zwar sowohl in metaethischer als auch in normativ-ethischer Hinsicht.

Danksagung

Für die Zusammenarbeit mit den Autoren möchte ich sehr herzlich danken. Für den Band hat sich ein loses Netzwerk von Wissenschaftlerinnen und Wissenschaftlern gebildet, die sich zum großen Teil erst durch die Zusammenarbeit kennen gelernt haben. Bei der Textproduktion haben sich bei etlichen Kolleginnen und Kollegen zwischendurch schwerwiegende Bedenken an ihren Beiträgen und inhaltliche Hürden eingestellt. Dass dennoch ein erster Aufschlag in die Debatte um das Verhältnis von Virtualität und Bioethik erfolgt ist, ist dem Durchhaltevermögen der Autoren zu verdanken. Der ungewöhnliche Zugang auf die Bioethik erforderte unerschrockene Autorinnen und Autoren, die zugleich ihre Beiträge luzide zu Ende zu denken bereit waren. Ebenso möchte ich dem Peter Lang Verlag für seine vorzügliche Betreuung danken.

Mit einem beträchtlichen Druckkostenzuschuss ermöglichte der „Verein zur Förderung ethischer Urteilsbildung in Erziehung und Unterricht" (VEU) die Publikation. Auch die Evangelische Kirche von Kurhessen-Waldeck beteiligte sich großzügig mit einem Druckkostenzuschuss.

Zuletzt möchte ich Pamela Hiltl für ihre Cover-Gestaltung des Buches danken. Ihre Visualisierung der virtuellen Vermessung des Lebens wäre einen eigenen Aufsatz wert gewesen.

Constanze Spieß

Virtualisierung von Gefahren und Chancen im Bioethikdiskurs um Stammzellforschung. Eine linguistische Analyse

1 Einleitung

Der öffentlich geführte Bioethikdiskurs[1] um humane embryonale Stammzellforschung, der bis heute in den Medien (mal mehr und mal weniger) präsent ist, ist geprägt von Konflikthaftigkeit, die sich zum großen Teil sprachlich niederschlägt.[2] Die Konflikthaftigkeit des Diskurses basiert dabei auf unterschiedlichen weltanschaulichen Hintergründen, die sich bei Diskursakteuren in verschiedenen Handlungsoptionen und Forschungsinteressen manifestieren (vgl. Spieß 2011b). Die sich sprachlich manifestierende Konflikthaftigkeit des Diskurses zeigt sich u.a. in der Virtualisierung von Chancen einerseits und von Gefahren der Forschung andererseits. Dies geschieht durch sprachliche Handlungen, die auf unterschiedliche Weise konstituiert werden. Komplexe Argumentationshandlungen tauchen im Diskurs wiederholt und damit musterhaft auf, sie lassen sich als Argumen-

---

1 Diesem Beitrag liegt ein Diskursbegriff zugrunde, der sich zum einen an Foucault (1981) orientiert, zum anderen den Diskursbegriff Foucaults aus linguistischer Perspektive um einige Merkmale modifiziert und erweitert. Dementsprechend ist unter einem Diskurs ein *themengebundener Text- und Aussagenverband* zu verstehen, die Texte/Aussagen erscheinen *seriell*, *sukzessive* und *prozessual*, sie sind gekennzeichnet durch *Intertextualität* und *Dialogizität*, die Texte und Aussagen sind *gesellschaftlich bedingt* durch verschiedene *soziale Praktiken* und werden zumeist im Raum der *Öffentlichkeit* durch *Massenmedien* hervorgebracht. Innerhalb von Diskursen wird sprachlich Wirklichkeit konstituiert (vgl. hierzu Berger/Luckmann 2004). Grundlegend für einen linguistischen Diskursbegriff ist zudem ein pragmatischer Sprachbegriff, der sprachliche Äußerungen als Handlungen konzeptualisiert (vgl. hierzu Gardt 2007, Spieß 2011a, Spitzmüller/Warnke 2011). Dem entspricht auch die Auffassung von Texten als Handlungseinheiten (vgl. Stein 2011). Zur genauen Erläuterung der einzelnen Diskursmerkmale vgl. Spieß (2011a: 108-135). Zur Rolle von Öffentlichkeit vgl. auch Busse (2001) oder Schiewe (2004).

2 Zur Konflikthaftigkeit von Mediendiskursen vgl. Bucher/Duckwitz 2005.

tationsmuster beschreiben. So werden typische Argumentationsmuster verwendet, um vor Gefahren der Forschung an und mit humanen embryonalen Stammzellen zu warnen und auf Chancen dieser Forschung zu referieren. In diesem Zusammenhang werden auch spezifische Metaphern eingesetzt, um auf Gefahren und Therapieaussichten zu verweisen.

Im Beitrag soll es um die sprachliche Virtualisierung von Chancen und Gefahren, die im Diskurs zur Handlungsbegründung vorgebracht wurden (und werden) gehen. Bevor die sprachlichen Phänomene in den Blick genommen werden, wird in einem ersten Schritt der Diskurs um humane embryonale Stammzellforschung (=ES-Forschung) schlaglichtartig skizziert, in einem zweiten Schritt werden die linguistischen Analyseebenen der Argumentationsmuster und Metaphorik vorgestellt. In einem dritten Schritt werden zentrale sprachliche Phänomene dieser Ebenen analysiert.

2 Diskurs um ES-Forschung: kurzer Abriss und kurze Geschichte

Die Debatte um die humane embryonale Stammzellforschung existiert seit November 1998, als es einem Forscherteam um J.A.Thomson gelang, embryonale Stammzellen aus menschlichen Embryonen zu isolieren und daraus Stammzelllinien zu generieren. Bei diesem Vorgang wurden die ganz jungen Embryonen zerstört (vgl. Thomson u. a. 1998). Die mit der neu entwickelten Technik entstandenen Probleme des Embryonenverbrauchs führten nicht nur in Deutschland zu heftigen Debatten über den Einsatz dieser Technik und den damit verbundenen prinzipiellen Fragen des Menschseins, sondern in vielen europäischen Ländern (vgl. Deutscher Bundestag 2002). Aufgrund der neuen Technik und der damit verbundenen Folgen für Embryonen entstand in Deutschland rechtlicher Regelungsbedarf, den das geltende Embryonenschutzgesetz für die Isolierung von Stammzellen aus Humanembryonen nicht abdeckte. Der öffentlich geführte Diskurs mündete im Jahr 2002 in das Stammzellgesetz, das am 1. Juli 2002 in Kraft trat, im Jahre 2008 aber bereits wieder geändert wurde. Die Änderung des Gesetzes wurde ebenfalls durch kontroverse, öffentliche Diskussionen begleitet.[3] Zentral für den Diskurs waren neben der Strittigkeit des morali-

3 Vgl. hierzu die Protokolle der Bundestagsdebatten im Quellenverzeichnis.

schen Status von Embryonen mögliche Gefahren der Forschung oder eines Forschungsverbots auf der einen Seite und mögliche Therapieaussichten auf der anderen Seite.

Ausgangspunkt für die Frage um den moralischen Status von Embryonen stellt die Diskussion zweier Grundrechte dar, die durch die technische Innovation der Stammzellisolierung in Kollision gerieten: So ging es grundsätzlich um die Frage, ob die in Artikel 1 des Grundgesetzes verankerte und mit dem Embryo in Verbindung gebrachte Menschenwürde mit dem Recht auf Forschungsfreiheit aufgewogen werden kann im Hinblick auf den zu erwartenden Nutzen der Forschung. In diesem Zusammenhang wurden unterschiedliche Auffassungen von Menschenwürde hervorgebracht (vgl. Spieß 2011a: 333-345). Die Ziele, die mit der Stammzellforschung verfolgt werden (Heilung von Menschen) sind grundsätzlich als positiv hervorzuheben und als solche auch positiv zu bewerten sowie als hochrangig einzustufen. Im Diskurs wurden die Ziele jedoch als ethisch problematisch diskutiert im Hinblick auf die dafür eingesetzten Mittel. Hinsichtlich der eingesetzten Mittel, also menschlicher Embryonen, existieren innerhalb des Diskurses unterschiedliche Ansichten darüber, welchen Status die befruchtete Eizelle genießt und wie mit ihr angemessen umzugehen ist. Je nach Position wurde entweder für den Einsatz von Embryonen zu Forschungszwecken mit dem Nutzen der Forschung argumentiert und auf Gefahren, die das Unterlassen der Forschung birgt, verwiesen. Seitens der Forschungsgegner wurde zudem auf die mit dem Einsatz von Embryonen verbundenen negativen Gefahren für den Menschen (z.B. Missbrauch) und auf die Instrumentalisierung menschlichen Lebens verwiesen.

Dass der immer wieder als Argument vorgebrachte Nutzen der Forschung (Therapieaussichten für bislang unheilbare Krankheiten) im Bereich virtueller Möglichkeiten und Fantasien zu verorten war (und immer noch ist), wurde im Diskurs jedoch nicht hervorgehoben. Ebenso gehören aber auch die als Argumente angeführten Gefahren, die sowohl Forschungsgegner als auch Befürworter in je anderer Ausprägung anführten, dem Bereich des Virtuellen an.

Sprachlich zeigt sich der Bezug auf virtuellen Nutzen oder virtuelle Gefahren in typischen Argumentationsmustern oder in der Verwendung von diskursspezifischer Metaphorik.[4] Argumentationsmuster wie Metaphern sind dabei häufig in sprachliche Handlungsmuster wie beispielsweise DRAMATISIEREN, PERSONALISIEREN, EMOTIONALISIEREN, DIFFAMIEREN, VORWERFEN oder UNTERSTELLEN eingebettet und konstituieren sich aus kleineren sprachlichen Ebenen, z.B. durch Schlüsselwörter auf der lexikalischen Ebene.[5] Die Analyse sich sprachlich manifestierender Konflikthaftigkeit in Diskursen (vgl. Felder 2006a und b) kann Aufschluss darüber geben, in welcher Weise auf virtuelle Gefahren und Chancen der ES-Forschung verwiesen wird und wie diese in spezifische Begründungszusammenhänge gestellt werden.

3 Sprachliche Analyseebenen

Im Kontext der bioethischen Debatte um humane embryonale Stammzellforschung sind im Hinblick auf virtuelle sprachliche Konstrukte zwei Argumentationsmuster zu nennen, die im Diskurs prominent vertreten sind. Es handelt sich dabei um den Topos des Helfens und Heilens und den Gefahren-Topos.[6] Beide Topoi werden zur Begründung möglicher Handlungen herangezogen. Auf unterschiedliche Weise werden damit in der Zukunft liegende Sachverhalte fokussiert bzw. im Diskurs durch ihre Verwendung erst konstruiert. Daneben werden, um auf virtuelle Gefahren zu verweisen, Metaphern verwendet. Die NATURKATASTROPHENMETAPHORIK und die WAREN- UND INDUSTRIEMETAPHORIK stellen Metaphernbereiche dar, die strategisch von den Diskursakteuren verwendet werden, um von den je eigenen Interessen zu überzeugen.

---

4 Die Ebenen der Argumentation sowie der Metapher sind im Rahmen von linguistischen Diskursanalysen verschiedener Diskurse untersucht worden. Vgl. z.B. Böke 1996, Niehr 2004, Musolff, 2003, 2004, 2005a und b, 2007, Wengeler 2000, 2003, um nur einige Wenige zu nennen.

5 Zur Analyse zentraler Schlüsselwörter des Diskurses vgl. Spieß 2011a. Auch Schlüsselwörter verweisen auf die Konflikthaftigkeit, insofern mit ihnen semantische Kämpfe ausgeübt werden. Semantische Kämpfe zeigen sich auf der Bedeutungsebene als das Auftauchen verschiedener Bedeutungen für ein Lexem (Bedeutungskonkurrenz) oder auf der Bezeichnungsebene durch das Nebeneinander unterschiedlicher Bezeichnungen für einen Sachverhalt (Bezeichnungskonkurrenz) (vgl. Felder 2006).

6 Im Diskurs existieren noch viel mehr Argumentationsmuster. Eine Analyse der gängigen Muster liefert Spieß (2011a, Kap. 4.4).

3.1 Argumentationsmuster

Die im Diskurs um ES-Forschung vorgebrachten und immer wiederkehrenden Argumente lassen sich auf einer mittleren Abstraktionsebene als Muster beschreiben. Die Muster sind inhaltlich fixiert und diskursspezifisch, haben aber dennoch einen relativ großen Abstraktionsgrad, so dass sich einem Muster unterschiedliche sprachliche Realisierungen zuordnen lassen. Im Vordergrund der Musteranalyse steht die Plausibilität der alltagssprachlichen Argumente und nicht deren formal-logische Schlüssigkeit.

Ausgangspunkt für eine linguistische Beschreibung von Argumentationsmustern ist zum einen die Argumentationstheorie Toulmins (1958), zum anderen der Toposbegriff Bornscheuers (1976). Argumentieren als komplexe Handlung manifestiert sich in Mustern, in deren Dienst konklusive Sprechhandlungen wie *Begründen*, *Erklären-warum*, *folgern*, *rechtfertigen*, *widerlegen* oder *beweisen* stehen (vgl. Klein 1987).

Toulmin zufolge sind Argumentationen aus den Bestandteilen These/Konklusion, Argumente/Fakten, Schlussregel zusammengesetzt. Die strittige These/Konklusion wird durch Argumente/Fakten mithilfe einer Schlussregel in eine unstrittige These überführt, wobei zusätzlich noch weitere Faktoren wie z.B. Ausnahmebedingungen oder Stützung der Schlussregel in der Gesamtargumentation enthalten sein können (vgl. Toulmin 1958)

Abb.1: Argumentationsschema nach Toulmin (1958) in seiner Grundstruktur

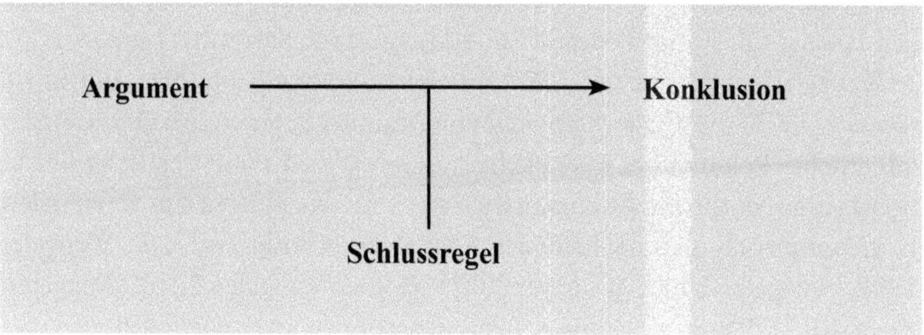

Abb.2: vollständiges Argumentationsschema nach Toulmin (1958)

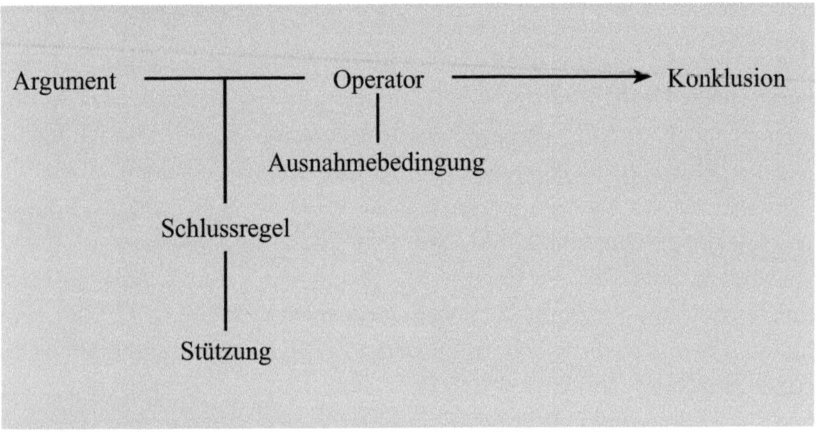

Mittels der Argumentationsmusteranalyse kann auf gesellschaftliches Wissen geschlossen werden, im vorliegenden Falle handelt es sich um gesellschaftliches Wissen möglicher Chancen und Gefahren von ES-Forschung. Die Musterhaftigkeit resultiert aus den Strukturmerkmalen des Bornscheuerschen Toposbegriffs, die sich als Habitualität (gesellschaftlich verinnerlichte und verankerte kollektive Muster), Potentialität (als variierende Einsetzbarkeit), Intentionalität (sinnkonstitutiver, intentionaler, situativer Gebrauch) und Symbolizität (Merkformelhaftigkeit des Musters) beschreiben lassen (vgl. Bornscheuer 1976: 105, vgl. auch Spieß 2011a: 214-220).

Wengeler (2003) hat im Anschluss an Kienpointner (1992) und Bornscheuer (1976) die Musterhaftigkeit von Argumentationen (bei gleichzeitiger inhaltlicher Prägung der Muster) herausgestellt und somit den Argumentationsmusterbegriff für diskursanalytische Untersuchungen ausdifferenziert sowie empirisch an verschiedenen Diskursen erprobt (vgl. z.B. Wengeler 1992, Wengeler 2000, Wengeler 2003, Römer/Wengeler 2013, Wengeler/Ziem 2013). Wengeler definiert Argumentationsmuster wie folgt:

> „Topos meint (...) einen vielseitig verwendbaren, für den Argumentierenden bereitliegenden und von ihm dann sprachlich hergestellten Sachverhaltszusammenhang, der zur argumentativen Begründung konkreter, zur Diskussion stehender Positionen herangezogen wird.“ (Wengeler 2000, 222)

Die tatsächlich in Diskursen realisierten Argumentationen werden Argumentationsmustern zugeordnet, sie müssen aber nicht immer alle Elemente einer Argumentation enthalten. Auch hinsichtlich formallogischer Kriterien müssen sie nicht stimmig sein, vielmehr zählt das Kriterium der Plausibilität (vgl. hier auch Wengeler 2003). Schlüsselwörter, Metaphern oder grammatische Konnektoren (vgl. Mattfeldt 2014) können Indizien für bestimmte diskursive Muster sein.

3.1.1 Topos vom Heilen und Helfen

Der Topos vom Heilen und Helfen gehört zu den Konsequenzenschemata.[7] Er stellt die positive Konsequenz im Sinne eines positiven Nutzens von Handlungen heraus; hier handelt es sich um den positiven Nutzen von Therapiechancen, die mit der ES-Forschung in Verbindung gebracht werden. Das Muster lautet: *Weil eine Handlung/ein Verfahren vielfältige Heilungschancen in Aussicht stellt, sollte die Handlung/das Verfahren befürwortet bzw. erlaubt werden.*

Kennzeichnend für diesen Topos im Diskurs um ES-Forschung ist die in Aussichtstellung noch nicht realisierter, also virtueller Heilungs- und Therapiemöglichkeiten, die die Legitimität von ES-Forschung unterstreichen sollen, ohne dass der positive Nutzen bereits vorzuweisen ist. Der positive Nutzen wird lediglich angenommen. Verschwiegen wird in diesem Zusammenhang, dass die ES-Forschung möglicherweise nie zu den positiven Ergebnissen kommen wird, die innerhalb dieses Topos als Begründungsmuster genannt werden. Darüber hinaus wird aber auch auf die Möglichkeit, Medikamente mithilfe von Stammzellen zu testen, verwiesen (Beleg 3). Dementsprechend wird dieses Muster häufig von Forschungsbefürwortern angeführt. Sprachliche Realisierungen[8] dieses Topos sehen wie folgt aus:

(1) Die Diskussion müsse fortgeführt werden, und die weitere Entwicklung der Forschung sei angesichts der großen Chancen, Krankheiten zu heilen, weiterhin gerechtfertigt. (FAZ 9.2.01)

---

7 Zu einer vollständigen Übersicht allgemeiner bzw. abstrakter Topoi vgl. Kienpointner 1992.

8 Die Sprachbelege stammen zum einen aus dem Stammzellkorpus, dessen Quellen unter http://degruyter.de/files/pdf/9783110258806Quellenkorpus.pdf hinterlegt sind und zum anderen aus den Bundestagsdebatten vom 31.5.2001, 30.1.2002 und 14.2.2008. (siehe Quellenverzeichnis) Das Stammzellkorpus umfasst den zeitlichen Diskursausschnitt November 1998 bis Februar 2002.

(2) Wir wollen aus embryonalen Stammzellen Herzmuskelzellen für eine Transplantation gewinnen. Bis zur Anwendung am Patienten ist es natürlich noch ein weiter Weg, wir sind noch mitten in der Grundlagenforschung. Doch das Fernziel ist es, angesichts der Organknappheit Ersatzgewebe zu bekommen: für Infarktpatienten, die massiv Herzmuskelgewebe verloren haben, oder solche mit einem chronischen Herzmuskelschaden. (SZ 32.1.02b, Interview mit Michael Franz)

(3) Stammzellen sind auch für die Forschung gedacht, um neue Medikamente zu erproben und so auf den Versuch am Tier oder am Menschen verzichten zu können. Aber das sind Forschungsmöglichkeiten, die sich unseren Forschern momentan verschließen. Wir müssen in Verantwortung für kranke Menschen, die leiden und hoffen, und in Verantwortung für unsere Wissenschaftler, die mit Sorgfalt, Seriosität und hohem Verantwortungsbewusstsein ihrer Arbeit nachgehen, den Weg für eine hochrangige Forschung eröffnen und sie unterstützen. Deshalb bitte ich Sie, der Streichung des Stichtags und der Streichung der Strafandrohung Ihre Zustimmung zu geben. (Katherina Reiche, MdB CDU/CSU, BD 14.2.2008)

Wenn Forschungsgegner auf den Topos vom Helfen und Heilen verweisen, dann zumeist mit dem Ziel, diese Argumente zurückzuweisen, sich von diesen Argumenten abzugrenzen oder diesen Argumenten zu widersprechen. Häufig tritt dann der Topos vom Helfen und Heilen in Verbindung mit dem Instrumentalisierungstopos (*Weil der Mensch nicht bloß als Mittel, sondern immer zugleich auch als Zweck an sich selbst zu begreifen ist, dürfen Handlungen, die ihn bloß als Mittel behandeln, nicht ausgeführt werden/ muss der Mensch entsprechend behandelt werden*) auf.

(4) Umgekehrt ist das Heilungspotenzial für sich genommen ein notwendiges, aber kein hinreichendes Argument. Stünden die Heilungschancen über allen anderen Rechtsgütern, dann gäbe es keinerlei Grund für irgendeine Schranke. Ich meine aber, dass es ein zu Recht geltender Konsens in unserer Gesellschaft ist, dass uns auch noch so verlockende Heilungsmöglichkeiten nicht das Recht geben, sie zulasten Dritter durchzusetzen. (Andrea Fischer, MdB Bündnis 90/Die Grünen, BD 30.1.02)

3.1.2 Gefahrentopos

Der Gefahren-Topos ist ausgesprochen prominent im Diskurs um ES-Forschung vertreten. Mit dem Gefahren-Topos wird auf negative Konsequenzen aufmerksam gemacht und für oder gegen ES-Forschung argumentiert. Auch der Gefahren-Topos ist den Konsequenzenschemata zuzuordnen. Dem Gefahren-Topos liegt folgendes Muster zugrunde: *Weil eine bestimmte Handlung/eine politische Entscheidung oder deren Unterlassung bestimmte gefährliche Folgen hat, sollte sie nicht ausgeführt werden/ist sie abzulehnen.*

Charakteristisch für den Gefahren-Topos ist zudem, dass er sich nur schwer von anderen Topoi abgrenzen lässt oder häufig in Verbindung mit anderen Topoi auftaucht. Forschungsgegner argumentieren mithilfe des Gefahren-Topos wie folgt:

(5) Es bestehe die Gefahr, dass ein Import nur der Einstieg in einen Embryonenverbrauch von weit größerer Dimension sei. So gebe es Hochrechnungen, nach denen später rund eine Million Embryonen verbraucht werden müssten, um den therapeutischen Bedarf an Zellkulturen zu decken. Dies sei eine ‚Schreckensvision'. (FAZ 12.1.02)

(6) Der Vertreter der PDS in der Enquete-Kommission ‚Recht und Ethik in der modernen Medizin' warnte vor einer ‚Horrorwelt', auf die sich die Gesellschaft hin bewege. Statt mit Hilfe der Gentechnik den umweltresistenten Menschen zu züchten, soll die Umwelt für den Menschen erhalten werden. (FAZ 2.6.01c)

(7) Doch ein Ja bringt die große Gefahr mit sich, dass die Entscheidung, wenn sie sich als Irrtum herausstellt, nicht rückgängig zu machen ist, dass eine Tür geöffnet wird, die möglicherweise nicht wieder zu schließen ist. (Petra Bläss, MdB PDS, BD 30.1.02)

Mit dem Verweis auf Gefahren seitens der Forschungsgegner werden nicht selten Bedrohungsszenarien aufgebaut, die im Bereich des Virtuellen/Möglichen liegen, wie die Sprachbelege 5-7 verdeutlichen.

Auch von den Befürwortern der ES-Forschung wird auf Gefahren verwiesen, indem die Vernachlässigung des Wirtschaftsstandorts als eine Gefahr konzeptualisiert wird, die unter der Bedingung der Nichtzustimmung zur ES-Forschung negative Folgen für die deutsche Wirtschaft hat. Der Gefahren-Topos steht damit in enger Verbindung zum Ökonomie- und

Standort-Topos (*Weil eine Handlung unter wirtschaftlichen Gesichtspunkten einen/keinen Nutzen bzw. Schaden erbringt, sollte sie ausgeführt/nicht ausgeführt werden* ODER *Weil eine bestimmte Handlung ökonomische Vorteile für den Standort Deutschland bringt, ist diese zu befürworten/ sollte sie ausgeführt werden. Weil eine bestimmte Handlung keinen Vorteil/ Nutzen für den Standort Deutschland bringt, ist sie zu vermeiden*)

(8) Wenn die Deutschen die Forschung an embryonalen Stammzellen ignorieren, werden sie ins Hintertreffen geraten. Und die deutsche Bevölkerung wird im Nachteil sein, wenn die ersten Zellen für Therapien zur Verfügung stehen. (Zeit, 19.10.00, Interview mit John Gearhart)

Die Gefahr wird als ein *Geraten ins Hintertreffen* und *Nachteil für die deutsche Bevölkerung* sprachlich realisiert und verbleibt damit im Allgemeinen. Die Nichtzustimmung zur humanen ES-Forschung wird durch die Wahl der Ausdrücke negativ kontextualisiert.

3.2 Metaphern als sprachliche Strategie im Stammzelldiskurs

Es gibt zahlreiche Metaphernbegriffe, die sich z. T. ergänzen, aber auch deutlich voneinander unterscheiden. Notwendig ist demzufolge die Offenlegung des der Analyse zugrunde gelegten Metaphernbegriffes. Um zu zeigen, inwiefern Metaphern an der Konstruktion virtueller Chancen und Gefahren beteiligt sind, bedarf es also zunächst der Klärung des Metaphernbegriffes.

3.2.1 Metaphernbegriff

Das Erscheinen des Buches ‚metaphors we live by' von George Lakoff und Mark Johnson (1980) führte (nicht nur) in der Linguistik zu einem kognitiven Verständnis von Metaphern und metaphorischer Prozesse, das davon ausgeht, dass Metaphern nicht mehr nur als bloßer Redeschmuck oder als ein Ornament der Rede aufzufassen sind, sondern dass Metaphern Phänomene des Alltags sind und ihnen damit ein wesentlicher Anteil bei der Deutung, Konstruktion und dem Verständnis von Wirklichkeit zukommt (vgl. hierzu u.a. Baldauf 1997). So gehen Lakoff/Johnson davon aus, dass Denken, Sprechen und Handeln metaphorisch strukturiert sind:

> “The concepts that govern our thought are not just matters of the intellect. They also govern our everyday functioning, down to the most mundane details. Our

> concepts structure what we perceive, how we get around in the world, and how we relate to other people. Our conceptual system is largely metaphorical, then the way we think, what we experience, and what we do every day is very much a matter of metaphor." (Lakoff/ Johnson 1980: 3)

Metaphern stellen dementsprechend Phänomene dar, die beteiligt sind an der Konstruktion von Sinn. Lakoff/Johnson sind der Ansicht, dass vom Sprachgebrauch Rückschlüsse auf Vorgänge der Kognition gezogen werden können, wenn sie schreiben:

> „Since metaphorical expressions in our language are tied to metaphorical concepts in a systematic way, we can use metaphorical linguistic expressions to study the nature of metaphorical concepts and to gain an understanding of the metaphorical nature of our activities." (Lakoff/Johnson 1980, 7).

Die Metapher lässt sich zunächst allgemein beschreiben als eine Abweichung des mit der Metapher tatsächlich Gemeinten vom wörtlich Formulierten. Kennzeichen der Metapher ist demzufolge eine Lücke zwischen dem Wörtlichen und dem Gemeinten. Diese Lücke wird durch die Metapher, genauer durch metaphorische Schlussprozesse, geschlossen und das nicht-wörtliche Element wird semantisch in den Kontext so eingepasst, dass für den Sprachteilhaber keine Widersprüchlichkeiten bestehen. Für das Verstehen von Metaphern ist damit der situative Kontext von besonderer Relevanz. Durch eine durch den Rezipienten vorgenommene situative Einpassung der durch die Metapher hervorgehobenen Bedeutungsaspekte wird die Divergenz zwischen dem wörtlich Gesagten und dem tatsächlich Gemeinten aufgehoben. Zu leisten sind seitens der SprachteilhaberInnen damit spezifische Projektionsprozesse semantischer Aspekte vom Herkunftsbereich auf den Zielbereich (s.u.), um überhaupt Metaphern verstehen und produzieren zu können. Im Wesentlichen stellt die Metapher damit ein pragmatisches Phänomen dar, das sowohl hinsichtlich des Verstehens als auch im Hinblick auf die Verwendung auf den sozialen Handlungskontext verwiesen bleibt und selbst Handlungen konstituiert.[9] Metaphern selbst sind kulturell bedingte, sprachlich-mentale Konstrukte und nicht wertfrei, da mit ihnen eine Perspektivierung von Sachverhalten vollzogen wird.

---

9 Eine solche Sichtweise unterstützt die sich im Zuge der Diskurslinguistik etablierte Metaphernanalyse, die Metaphorik nicht unabhängig der diskursiven Kontexte analysiert. (Vgl. hierzu Böke 1996)

Den Metaphorisierungsprozess beschreiben Lakoff/Johnson (1980) als einen Projektionsprozess. Strukturell verfügt die Metapher dabei über einen Herkunftsbereich (source) und einen Zielbereich (target). Vom Herkunftsbereich werden Bedeutungsaspekte auf einen Zielbereich projiziert. Metaphorisierungsprozesse folgen dabei zwei Mechanismen, die die Projektion steuern: spezifische Bedeutungsaspekte werden hervorgehoben (*highlighting*), andere dagegen bleiben verborgen (*hiding*). Die Metapher basiert demnach auf den beiden Mechanismen *highlighting* und *hiding*, die metaphorisches Sprechen in besonderer Weise als ein perspektivisches und damit bewertendes Sprechen kennzeichnen. Der Sprecher entscheidet sich demnach mit der Metaphernverwendung für eine spezifische perspektivierte Interpretation bzw. Konstruktion von Sachverhalten (vgl. Koeller 2004: 635, vgl. Spieß 2011a: 376).

Metaphern haben durch ihre spezifische Struktur kulturelle Relevanz im sprachlichen Konstruktionsprozess von möglichen und noch nicht realen Konsequenzen der ES-Forschung. Mit ihnen werden im Diskurs um ES-Forschung Sachverhalte konstituiert und als tatsächliche/reale, zukünftige Möglichkeiten vermittelt.[10]

3.2.2 NATURKATASTROPHENMETAPHORIK *im Stammzelldiskurs*

Im untersuchten Diskursausschnitt zeigt sich, dass mittels Metaphern auf mögliche Gefahren verwiesen wird. So wird u.a. Naturkatastrophenmetaphorik herangezogen, um auf negative Folgen aufmerksam zu machen. Dabei sind die Metaphern immer schon in entsprechende Argumentationskontexte eingebettet und direkt an Legitimationshandlungen, Abgrenzungshandlungen von Diskursakteuren etc. beteiligt. Im Hinblick auf den als Legitimationsgrund angeführten Gefahren-Topos spielt vor allem die Bewertungsdimension von Sprache eine zentrale Rolle. Die Bewertungs-

10 Metaphern können weitaus mehr Funktionen haben. Zu den Funktionen von Metaphern zählen u.a. die Wissensvermittlung, die Benennungsfunktion, das Füllen semantischer Lücken oder aber die Strukturierung bzw. Organisation komplexer Texte durch Metaphern. Ebenso können Argumentationen durch Metaphorik verdichtet werden, Metaphern selbst können Indikatoren für komplexe Argumentationsgänge darstellen. Vgl. dazu Pielenz 1993, vgl. Spieß/Köpcke i.Dr.

dimension ist es auch, die die im Diskurs aufeinandertreffenden Positionen unvereinbar erscheinen lässt. Es geht dabei um Bewertungen strittiger Sachverhalte, die vor dem Hintergrund nicht hinterfragbarer Gewissheiten, lebensweltlicher Zusammenhänge oder der weltanschaulichen Perspektive, ausgefochten werden (vgl. hierzu auch Spieß 2011b). Folgende Sprachbelege geben einen Einblick in die Verwendung der DAMMBRUCHMETAPHORIK, die Teil der NATURKATASTROPHENMETAPHORIK ist.

(9) Mir scheint, wir stehen vor einer wichtigen Weichenstellung, einer, bei der der Mensch selbst, das, was ihn vor allem anderen ausmacht, auf dem Spiel steht. Deshalb sollten wir diese Debatte mit allergrößtem Ernst führen – und deshalb den *Dammbruch*, die Grenzüberschreitung, erkennen, die darin läge, wenn wir heute Embryonen den nötigen umfassenden Schutz verweigern und sie zum beliebigen Material wissenschaftlicher Forschung erklären würden." (Gerald Häfner, 30.1.2002, Bündnis 90/Die Grünen; Hervorh. C. S.)

(10) Zweitens. Das Argument, man könne den Import von Stammzellen genehmigen, da bereits mit der Abtreibungsregelung der erste *Dammbruch* vollzogen worden sei, ist nicht konsequent. Wir können diese falsche Regelung zurzeit noch nicht zurücknehmen. Aber wir können daraus lernen, bevor wir den nächsten *Dammbruch* beschließen. Im Übrigen hat das Bundesverfassungsgericht in seinem Urteil die Politik beauftragt, laufend zu überprüfen, ob menschliches Leben ausreichend geschützt wird." (Wolfgang Zöller, 14.2.2008, CDU/CSU; Hervorh. C. S.)

Die Diskursakteure, die sich gegen Stammzellforschung bzw. gegen eine Änderung oder Aufhebung der Stichtagsregelung äußern, sehen in der Entscheidung für die ES-Forschung bzw. für die Änderung des Stichtags eine ethische Grenzüberschreitung, die sie als drohende Naturkatastrophe konzeptualisieren. Dadurch bringen sie die negativ wertenden Aspekte der ‚Gefahr', der ‚Unabschätzbarkeit der Folgen', des ‚Ausgeliefertseins', der ‚Zerstörung' in Verbindung mit der Forschung an und mit humanen embryonalen Stammzellen. Die Bedeutungsaspekte, die Naturkatastrophen kennzeichnen, werden auf diesen Schritt der politischen Entscheidung übertragen. *Dammbruch* wird dabei als Schutzverweigerung definiert, die eine Konzeptualisierung des EMBRYOS ALS MATERIAL impliziert.

Die negativen Folgen der ES-Forschung werden im Rahmen der DAMMBRUCHMETAPHORIK als etwas Unabwendbares, Unausweichliches oder Schicksalhaftes konzeptualisiert, das möglicherweise eintreffen wird. Dämme werden gebaut, um sich vor Wassermassen zu schützen. Sie brechen nach starkem und andauerndem Regenfall auf Grund von Hochwasser, das die Dämme durchweichen kann. Dammbrüche sind dementsprechend Folgen von Naturkatastrophen. Im Kontext des Stammzelldiskurses wird im Rahmen der DAMMBRUCHMETAPHORIK die ES-Forschung als ein folgenschweres Ereignis konzeptualisiert, das Opfer fordert und gesamtgesellschaftlichen Schaden anrichtet.

(11) Es geht ums Grundsätzliche. Wer es zulässt, dass importierte embryonale Stammzellen in der Forschung verbraucht werden, wird kein Argument mehr dagegen finden, dass auch in Deutschland vorhandene ‚überzählige' embryonale Stammzellen benutzt weren und Stichtage sich nicht halten lassen. Mit der Zulassung des Imports embryonaler Stammzellen bricht der Damm. Dessen muß sich jeder bewusst sein, der zum jetzigen Zeitpunkt für die Zulassung plädiert. (FAZ 28.1.02c)

(12) Doch obwohl der Forscher selbst an der Klonierung von Tieren arbeitet und vor einem Jahr sein erstes geklontes Kalb der Öffentlichkeit präsentierte, warnt er neuerdings vor einem Dammbruch: ‚Wenn das therapeutische Klonen von menschlichen Zellen erst einmal eingeführt ist, dann kommt bald auch das Klonen in der Fortpflanzungsmedizin.' (SZ 15.4.00)

(13) Den oft beschworenen ‚Dammbruch' kann Winnacker in der Embryonenforschung jedenfalls nicht erkennen. Der sei schließlich längst passiert: 1978, als das erste ‚Retortenbaby' geboren wurde. (Spiegel 19/2001, Jürgen Neffe)

Die NATURKATASTROPHENMETAPHORIK ist häufig in die sprachliche Handlung des *Warnens* eingebunden, wie die Belege verdeutlichen. Die Entscheidung für ES-Forschung bzw. für die Änderung bzw. Lockerung der Stichtagsregelung wird seitens der Forschungsgegner dementsprechend als DAMMBRUCH konzeptualisiert. Im Kontext der forschungsbefürwortenden Diskursakteure wird die DAMMBRUCH-METAPHER verwendet, um die Gefahren betonende Argumentationsweise kritisch zurückzuweisen.

3.2.3 *Waren- und Industriemetaphorik*

Neben dem Verweis auf Gefahren durch die Naturkatastrophenmetaphorik werden die Chancen der ES-Forschung u.a. durch die Waren- und Industriemetaphorik veranschaulicht. Positive Kontextualisierung erfährt die ES-Forschung durch Waren- und Industriemetaphorik, indem auf den Aspekt der Ersetzbarkeit von Organen verwiesen und damit die Heilbarkeit von Krankheiten in Aussicht gestellt wird (vgl. Beleg 14). Zudem wird mit der Metaphernverwendung auch auf wirtschaftliche Vorteile für Deutschland verwiesen (Beleg 16). Die Metapher wird dementsprechend im Kontext des Topos vom Heilen und Helfen und des Standort- und Ökonomietopos verwendet. Was jedoch in den Hintergrund der Metaphernverwendung rückt, ist die dehumanisierende Bedeutungsspezifizierung von *Embryo*, insofern Bedeutungsaspekte wie ‚ersetzbar', ‚reproduzierbar', ‚austauschbar', ‚reparabel', ‚steuerbare Produktion', ‚kommerziell', ‚herstellbar', ‚verwertbar', etc. auf den Embryo übertragen werden. Dadurch wird der *Embryo* semantisch in den Argumentationsrahmen der ES-Forschungsbefürworter eingepasst, ohne dass der Ausdruck *Embryo* seine positive Konnotation verliert. Die genannten Bedeutungsaspekte sind z.B. in den Ausdrücken *Material*, *Ersatzorgan*, *Forschungswerkzeug*, *produzieren*, *importieren, züchten* oder *Rohstoff* enthalten, die die Bedeutung von *Embryo* kontextualisieren. Eine weitere Strategie besteht in der Ausweitung der Extension der Ausdrücke *Zucht* und *züchten.* Diese werden nicht mehr nur auf Tiere und Pflanzen bezogen, sondern innerhalb des Diskurses auch auf menschliche Wesen, also auf menschliche Embryonen. Die semantische Fokussierung dient dabei dem Argumentationsziel der Akzeptanzschaffung von ES-Forschung. Forschungsgegner beziehen sich auf Waren- und Industrie-Metaphorik im Rahmen der Argumentation gegen ES-Forschung mit Bezug auf Prinzipien wie der Menschenwürde, der Selbstzweckhaftigkeit des Menschen oder dem Instrumentalisierungsverbot etc. Sie nehmen Bezug auf Waren- und Industriemetaphorik, um die Ziele der Forschungsbefürworter negativ zu bewerten und die Positionsgegner damit zu stigmatisieren, insofern ihnen eine menschenfeindliche Forschungspraxis attestiert wird. Waren- und Industriemetaphorik dient hier demnach als Begründungsstütze gegen humane embryonale Stammzellforschung (Belege 17 und 18). Nachstehende Sprachbelege geben einen Einblick in die Metaphernverwendung innerhalb des Diskurses.

(14) Aus solchen Stammzellen lassen sich vielleicht einmal Ersatzorgane züchten oder Therapien gegen heute noch unheilbare Krankheiten entwickeln, hoffen Wissenschaftler. (SZ 25.5.01b)

(15) Neben Material für Transplantationen sieht er in Stammzellen aber auch ein Forschungswerkzeug. (SZ 5.7.01d)

(16) Produzieren statt importieren, der freie Zugriff auf den Embryo ist ein Standortfaktor. (Spiegel 19/2001, Jürgen Neffe)

(17) Menschliches Leben dürfe nicht als Material und Mittel zu anderen Zwecken genutzt werden. (SZ 23.5.01c)

(18) Dieses Verfahren, mit dem Stammzellen gewonnen werden sollen, degradiere menschliche Embryonen zu Rohstoff für andere Menschen. (SZ 9.3.01b)

4 Fazit: Handlungskonstitution durch Metaphorik und Argumentationsmuster

Stammzellforschung wird im untersuchten Diskursausschnitt mithilfe von Metaphorik und Argumentationstopoi sprachlich u. a. entweder als CHANCE oder als GEFAHR konzeptualisiert. Metaphern sind eingebettet in komplexe Argumentationsgänge, gleichzeitig stellen sie häufig verdichtete Argumente dar (vgl. Pielenz 1993). Sowohl Argumentationsmuster als auch Metaphern dienen größeren Handlungszwecken der Diskursakteure und haben einen nicht unerheblichen Anteil an der Konstitution von konfliktbefördernden Diskurshandlungen. So lassen sich für den analysierten Diskursausschnitt aus dem Diskurs um humane embryonale Stammzellforschung zum einen die Strategie des Heraufbeschwörens möglicher, zukünftiger Gefahren bzw. von Bedrohungsszenarien feststellen, zum anderen verweist die Strategie der Benennung von Therapiechancen auf eine mögliche, in weiter Zukunft liegende Lösung bislang ungelöster Probleme mithilfe von humaner embryonaler Stammzellforschung. Dass es sich jedoch nur um vermutete Therapiechancen handelt, wird zum großen Teil nicht in den Vordergrund der Argumentation gestellt.

Literatur

a) Primärquellen

Bundestagsprotokolle:
http://dip21.bundestag.de/dip21/btp/14/14173.pdf (Bundestagsdebatte vom 31.5.2001)
http://dip21.bundestag.de/dip21/btp/14/14214.pdf (Bundestagsdebatte vom 30.1.2002)
http://dip21.bundestag.de/dip21/btp/16/16142.pdf (Bundestagsdebatte vom 14.2.2008)

Die Sprachbelege stammen aus dem folgenden Korpus:
http://www.degruyter.de/files/pdf/9783110258806Quellenkorpus.pdf

b) Forschungsliteratur

Baldauf, Christa (1997): Metapher und Kognition. Grundlagen einer neuen Theorie der Alltagsmetapher, Frankfurt u.a.

Berger, Peter/Luckmann, Thomas ([20]2004): Die gesellschaftliche Konstruktion der Wirklichkeit. Eine Theorie der Wissenssoziologie. Mit einer Einleitung zur deutschen Ausgabe von Helmuth Plessner, Frankfurt a.M..

Böke, Karin (1996): Überlegungen zu einer Metaphernanalyse im Dienste einer »parzellierten« Sprachgeschichte. In: Böke, Karin u.a. (Hrsg.): Öffentlicher Sprachgebrauch. Praktische, theoretische und historische Perspektiven. Georg Stötzel zum 60. Geburtstag gewidmet. Opladen, 431-452.

Bornscheuer, Lothar (1976): Topik. Zur Struktur der gesellschaftlichen Einbildungskraft, Frankfurt.

Bucher, Hans-Jürgen/Duckwitz, Amelie (2005): Medien und soziale Konflikte. In: Jäckel, Michael (Hrsg.): Mediensoziologie. Grundfragen und Forschungsfelder, Wiesbaden.

Busse, Dietrich (2001): Öffentliche Sprache und politischer Diskurs. Anmerkung zu einem prekären Gegenstand linguistischer Analyse. In: Diekmannshenke, Hajo/Meißner, Iris (Hrsg.): Politische Kommunikation im historischen Wandel. Tübingen, 31-55.

Deutscher Bundestag, Referat Öffentlichkeitsarbeit (Hrsg.) (2002): Enquete-Kommission „Recht und Ethik der modernen Medizin. Zwei Bände. Band 1: Stammzellforschung und die Debatte des Deutschen Bundestages zum Import von menschlichen embryonalen Stammzellen. Band 2: Schlussbericht, Berlin.

Felder, Ekkehard (2006a): Semantische Kämpfe in Wissensdomänen. Eine Einführung in Benennungs-, Bedeutungs- und Sachverhaltsfixierungs-Konkurrenzen. In: Felder, Ekkehard (Hrsg.): Semantische Kämpfe. Macht und Sprache in den Wissenschaften. Berlin/New York, 13-46.

Felder, Ekkehard (Hrsg.) (2006b): Semantische Kämpfe. Macht und Sprache in den Wissenschaften. Berlin/New York.

Foucault, Michel (1981): Archäologie des Wissen. Frankfurt a.M.

Gardt, Andreas (2007): Diskursanalyse – Aktueller theoretischer Ort und methodische Möglichkeiten. In: Warnke, Ingo (Hrsg.): Diskurslinguistik nach Foucault. Theorie und Gegenstände. Berlin/New York, 27-52.

Kienpointner, Manfred (1992): Alltagslogik. Struktur und Funktion von Argumentationsmustern, Stuttgart-Bad Cannstadt.

Koeller, Wilhelm (2004): Perspektivität und Sprache. Zur Struktur von Objektivierungsformen in Bildern, im Denken und in der Sprache. Berlin/New York.

Klein, Josef (1987): Die konklusiven Sprechhandlungen: Studien zur Pragmatik, Semantik, Syntax und Lexik von Begründen, Erklären-warum, Folgern und Rechtfertigen. Tübingen.

Lakoff, George/Johnson, Mark (1980): Metaphors we live by. Chicago.

Mattfeldt, Anna (2014): „Helfen" oder „töten". Die Mediendebatte um die Sterbehilfe. Eine diskurslinguistische Kausalitätsanalyse. Mit einem Vorwort von Prof. Dr. Ekkehard Felder, Frankfurt/M. u.a..

Musolff, Andreas (2003): Metaphor scenarios in political discourse in Britain and Germany. In: Geideck, Susan/Liebert, Wolf-Andreas (Hrsg.): Sinnformeln. Linguistische und soziologische Analysen von Leitbildern, Metaphern und anderen kollektiven Orientierungsmustern. Berlin/New York, 259-282.

Musolff, Andreas (2004). Metaphor and Political Discourse: Analogical Reasoning in Debates about Europe. London.

Musolff, Andreas (2005a): Brisante Metaphern. Zur argumentativen Funktion von Krankheitsmetaphorik im öffentlichen Diskurs. In: Busse, Dietrich/Niehr, Thomas/Wengeler, Martin (Hrsg.): Brisante Semantik. Neuere Konzepte und Forschungsergebnisse einer kulturwissenschaftlichen Linguistik. Tübingen, 309-322.

Musolff, Andreas (2005b): Genetic information as part of the „Great Chain of Being". In: Metaphorik.de 8, 55-75. Online unter http://www.metaphorik.de/8/ (Zuletzt zugegriffen am 31.12.09)

Musolff, Andreas (2007): Popular science concepts and their use in creative metaphors in media discourse. In: metaphorik.de 13, 66-86. Online unter http://www.metaphorik.de/13/ (Zuletzt zugegriffen am 31.12.09)

Nerlich, Brigitte (2005): ‚A River Runs Through it': How the discourse metaphor *crossing the Rubicon* structured the debate human embryonic stem cells in Germany and (not) the UK. In: Metaphorik.de 8, 71-104. Online unter http://www.metaphorik.de/8/

Niehr, Thomas (2004): Der Streit um Migration in der Bundesrepublik Deutschland, der Schweiz und Österreich. Eine vergleichende diskursgeschichtliche Untersuchung. Heidelberg.

Pielenz, Michael (1993): Argumentation und Metapher. Tübingen.

Römer, David/Wengler, Martin (2013): „Die Globalisierung ist ein ökonomisches Phänomen mit politischen Folgen". Linguistische Diskursanalyse am Beispiel der sprachlichen Konstruktion der ‚Arbeitsmarktkrise' 1997. In: Zeitschrift für Diskursforschung 1/2013, H. 2, S. 137-158.

Schiewe, Jürgen (2004): Öffentlichkeit. Entstehung und Wandel in Deutschland. Paderborn: Ferdinand Schöningh.

Spieß, Constanze (2011a): Diskurshandlungen. Theorie und Methode linguistischer Diskursanalyse am Beispiel der Bioethikdebatte. Berlin/Boston.

Spieß, Constanze (2011b): die sprachlich-diskursive Konstitution von Weltanschauung und Weltbild im Stammzelldiskurs durch Lexik, Metaphorik und Argumentationsmuster. In: tekst y dyskurs – text und diskurs 4, 133-156.

Spieß, Constanze/Köpcke, Klaus-Michael (i.E.): Metonymie und Metapher – Theoretische, methodische und empirische Zugänge. Eine Einführung in den Sammelband. In: Spieß, Constanze/Köpcke, Klaus-Michael (Hrsg.): Metonymie und Metapher. Theoretische, methodische und empirische Zugänge. Berlin/Boston.

Spitzmüller, Jürgen/Warnke, Ingo (2011): Diskurslinguistik. Eine Einführung in Theorien und Methoden der transtextuellen Sprachanalyse. Berlin/Boston.

Stein, Stephan (2011): Kommunikative Praktiken, kommunikative Gattungen und Textsorten. Konzepte und Methoden für die Untersuchung mündlicher und schriftlicher Kommunikation im Vergleich. In: Birkner, Karin/Meer, Dorothee (Hrsg.): Institutionalisierter Alltag: Mündlichkeit und Schriftlichkeit in unterschiedlichen Praxisfeldern. Mannheim: Verlag für Gesprächsforschung, 8-27.

Thomson JA, Itskovitz-Eldor J/Shapiro SS/Waknitz MA/Swiergiel JJ/Marshall VS/Jones JM (1998) Embryonic stem cell lines derived from human blastocysts. Science 282, 1145–1147.

Toulmin, Stephen (1958): The uses of argument. Cambridge.

Wengeler, Martin (1992): Die Sprache der Aufrüstung. Zur Geschichte der Rüstungsdiskussionen nach 1945. Wiesbaden: Westdeutscher Verlag.

Wengeler, Martin (2000): Argumentationsmuster im Bundestag. Ein diachroner Vergleich zweier Debatten zum Thema Asylrecht. In: Burkhardt/Pape (Hrsg.): Sprache des deutschen Parlamentarismus, 221-240.

Wengeler, Martin (2003): Topos und Diskurs. Begründung einer argumentationsanalytischen Methode und ihre Anwendung auf den Migrationsdiskurs (1960-1985). Tübingen.

Wengeler, Martin/Ziem, Alexander (2013): „Krisen“ als diskursgeschichtlicher Gegenstand: Zugänge, Fragestellungen, Konzepte. In: Martin Wengeler/Alexander Ziem (Hg.): Sprachliche Konstruktionen von Krisen. Interdisziplinäre Perspektiven auf ein fortwährend aktuelles Phänomen. Bremen 2013, S. 1-16.

Daniel Falkner

Zwischen Realität und Fiktion. Lebendige Metaphern und virtuelles Leben in der Synthetischen Biologie

Einleitung: Virtualisierung der Wissenschaft und das digitale Zeitalter der Biologie.

Der Begriff *Virtualität* wird heute meist im Zusammenhang mit den neuen Medien und künstlichen Computerwelten gebraucht. Gemeint sind damit *Virtuelle Realitäten*, denen ein Prozess der Digitalisierung, d.h. der Zerlegung von Daten und Signalen in den binären Code von Bits und Bytes, die ein Computer als universelle Turingmaschine nach einem Programm manipulieren und schließlich in sichtbare Bilder und Modelle umwandeln kann, zugrunde liegt. Virtuelle Realität meint also in dieser ersten Annäherung an den Begriff eine künstliche, digitalisierte Welt im Computer, die als Simulation wie die Realität erscheint, diese aber physisch nicht ist. Solche Virtualität und Virtuelle Realitäten begegnen dabei nicht nur in der alltäglichen Arbeit und Kommunikation mit und über die neuen Medien, in Computerspielen oder Filmen sondern auch und vor allem in den Bildern und Modellen, die die Wissenschaft von unserer Welt erstellt. Hierbei kann in nahezu allen Bereichen der modernen Wissenschaften ein Trend zur Digitalisierung und Virtualisierung beobachtet werden. Je komplexer der Forschungsbereich und -gegenstand werden, je größer die zu verarbeitenden Datenmengen sind und je kleiner die Objekte und Messbereiche der wissenschaftlichen Beobachtung und des experimentellen Eingriffs werden, umso mehr ist die wissenschaftliche Praxis von der zur Verfügung stehenden Rechenleistung und den Techniken der digitalen Bildgebung abhängig.

Mit der Ausdifferenzierung und Spezialisierung der wissenschaftlichen Disziplinen wächst dabei nicht nur die Notwendigkeit von computergestützten Verfahren und virtuellen Simulationen, um die riesigen Datenmengen und komplexen Verhältnisse zu bearbeiten und sichtbar zu machen. Auch auf sprachlicher und kommunikativer Ebene steigt der Bedarf an Komplexitätsreduktion und Mitteln der Veranschaulichung, um Sachverhalte und

Forschungstätigkeiten, die sich der direkten sinnlichen Anschauung und Wahrnehmung längst entzogen haben, verständlich und nahvollziehbar zu machen. Es wundert daher nicht, dass gerade im Zuge technisch-wissenschaftlicher Entwicklungen oft auch ein Anstieg im Gebrauch neuer und ungewöhnlicher Metaphern beobachtet werden kann. So etablierten sich in den Anfängen der modernen Molekularbiologie und Genetik Mitte des 20 Jahrhunderts nicht nur neue theoretische Ansätze und Techniken, sondern auch die Metaphern vom *genetischen Code* und der *genetischen Information*, um die Prozesse innerhalb lebender Zellen und Organismen zu beschreiben.[1]

Die Synthetische Biologie kann als die konsequente Fortsetzung und Weiterführung der Genetik und der technisch ausgerichteten Molekularbiologie gesehen werden. Die rasante Entwicklung auf der technischen Ebene ermöglicht nicht nur immer tiefere Eingriffe in das Erbgut und die Sequenzierung immer größerer DNA-Stränge, sondern, wie Craig Venter und sein Team 2010 zeigen konnten, sogar die Synthese eines ganzen bakteriellen Genoms mit 1,077,947 Basenpaaren.[2] Auch auf sprachlicher Ebene knüpft die Synthetische Biologie dabei an das Projekt vom Lesen und Schreiben des genetischen Codes an. In Metaphern wie *digitizing life* oder *DNA as the software of life* spiegeln sich die technisch-wissenschaftlichen Grundlagen

1 Die wissenschaftshistorische Bedeutung von Metaphern und Bildern in den Prozessen der Theoriebildung in der Biologie wurde bereits an vielen Stellen ausführlich untersucht. Vgl. etwa: *Fox Keller, Evelyn*: Das Leben neu denken. Metaphern der Biologie im 20. Jahrhundert, München 1998; *Gutmann, Mathias/Weingarten, Michael*: Die Bedeutung von Metaphern für die biologische Theorienbildung, Deutsche Zeitschrift für Philosophie 2001, 49 (4), S. 549-566; *Kovács, László*: Medizin – Macht – Metaphern. Sprachbilder in der Humangenetik und die ethischen Konsequenzen ihrer Verwendung, Frankfurt a.M. 2009; *Schwarke, Christian*: Die Kultur der Gene - Eine theologische Hermeneutik der Gentechnik, Stuttgart, 2000.

2 Das Forscherteam um Craig Venter synthetisierte im Jahr 2010 *Mycoplasma mycoides* JCVI-syn 1.0. Die komplette Genomsequenz eines Bakteriums (Mycoplasma mycoides) wurde chemisch synthetisiert und in die Zellen eines verwandten Bakteriums (Mycoplasma capricolum), dessen eigene DNA zuvor entfernt worden war, eingeschleust. (*Gibson, D. G./Glass, J. I./Lartigue, C./Noskov, V. N./Chuang, R.-Y/Algire, M. A.* et al.: Creation of a Bacterial Cell Controlled by a Chemically Synthesized Genome, in: *Science* 329 (5987)/2010, S. 52–56).

und Fortschritte der Digitalsierung und Virtualisierung von Prozessen des Lebens wieder. Hat mit der Synthetischen Biologie also tatsächlich das „digitale Zeitalter der Biologie“ angefangen wie Craig Venter es verkündet? Oder ist dies auch nur eine weitere medienwirksame Metapher?

Im Folgenden soll ein Zusammenhang von Metaphern und Virtualität aufgedeckt werden, der von geistesgeschichtlichen und etymologischen Ursprüngen seinen Ausgang nimmt und sich in der aktuellen Debatte um die Synthetische Biologie in besonderer Weise wiederfinden lässt. Am Beispiel von Venters Genomsynthese als „digitizing biology“ bekommen die Thesen einer möglichen *Ontologisierung* und *Artifizialisierung* des Lebens durch die Begriffe und Metaphern der Synthetischen Biologie eine neue Bedeutung. Mit der künstlichen Zelle auf Basis eines digitalen Codes wird die Metapher von der *DNA als Software des Lebens* im wörtlichen Sinne *lebendig*. Aus dieser Perspektive lässt sich die Synthetische Biologie als künstlerische Tätigkeit auffassen und in einen Bereich zwischen Wissenschaft und Kunst, Realität und Fiktion, künstlichem Leben und lebendiger Kunst einordnen. In ethischer Hinsicht kommen schließlich die argumentative und kommunikative Funktion der Metaphern des Virtuellen in den Blick.

Mögliche Welten: Der Begriff der Virtualität als dynamis

Der Begriff der Virtualität ist trotz seiner alltäglichen und selbstverständlichen Verwendung alles andere als eindeutig und erschöpft sich keineswegs in dem einleitend verwendeten Gebrauch als eine durch Digitalisierung erzeugte Virtuelle Realität. Das liegt auch daran, dass *Virtualität* als Kontingenzbegriff im Kontext anderer umstrittener und aufgeladener Begriffe wie *Realität*, *Wirklichkeit* und *Möglichkeit* steht und diese in ein spannungsvolles Verhältnis zueinander setzt.[3]

Das Adjektiv *virtuell* hat im Deutschen in der heutigen Verwendung zwei wesentliche Bedeutungen. Zum einen heißt *virtuell* laut Duden-Wörterbuch: „entsprechend seiner Anlage als Möglichkeit vorhanden, die Möglichkeit zu etw. in sich begreifend“, und: „nicht echt, nicht in Wirklichkeit vorhanden,

3 *Esposito, Elena*: Fiktion und Virtualität, in: Krämer, Sybille (Hg.): Medien, Computer, Realität. Frankfurt a.M. 1998, S. 269–296.

aber echt erscheinend, dem Auge, den Sinnen vortäuschend"[4]. Das Substantiv *Virtualität* wird dementsprechend mit „innewohnende Kraft oder Möglichkeit" angegeben. Etymologisch geht *virtuell* dabei zunächst auf das französische *virtuel* und weiter auf das mittellateinische Wort *virtus* zurück, welches gemeinhin mit „Kraft, Tüchtigkeit, Mannhaftigkeit" wiedergegeben wird. In der antiken griechischen Philosophie kommt eine von diesem Wortstamm herführende Bezeichnung noch nicht vor, allerdings wird *virtus* in der lateinischen Bibelübersetzung zur Wiedergabe des griechischen Wortes *dynamis* herangezogen, welches im Deutschen wiederum mit „Macht, Vermögen, Kraft" übersetzt wird und sich somit mit der obigen Bedeutung von *Virtualität* deckt.[5] *Dynamis* bezeichnet nun in der Aristotelischen Philosophie als ontologische Bestimmung ein bestimmtes Vermögen des Seins, zwar für sich und physisch noch nicht zu existieren, aber als Möglichkeit zur Realisierung bereits vorhanden zu sein. Es handelt sich hier also nicht um die bloß denkbare, formallogische Möglichkeit, sondern um eine reale Seins-Möglichkeit, die als solche in der Realität existiert und auf ihre Verwirklichung hin bereits angelegt ist. *Dynamis* ist als in ihrer Realisierung begriffene Potenz nicht ohne den Gegenbegriff *energeia* als Akt und Verwirklichung des in der Möglichkeit vorhandenen Seins zu verstehen.[6] Das Virtuelle, führt man es auf diesen Begriff *dynamis* zurück, ist somit physisch noch nicht vorhandene, aber auf seine Verwirklichung bereits angelegte, reale Möglichkeit. Virtualität beschreibt so ein Verhältnis von Realität, Möglichkeit und Verwirklichung, welches nicht einseitig aufzulösen ist und auf ein Geflecht ontologischer Unterscheidungen und Begriffe verweist, die auch in der modernen Verwendung des Begriffs noch zu spüren sind.

Der Begriff der Virtualität wird darüber hinaus auch dem Bereich der Optik zugesprochen und bezieht sich in diesem Kontext auf lichtwellentäuschende Bilder. Spiegelbilder wären demnach solche virtuellen Objekte, da sie eine visuelle Illusion der gespiegelten Dinge in einem Raum hinter dem

4 Virtuell, in: Duden. Das große Wörterbuch der deutschen Sprache. In zehn Bänden, 3. Völlig neu bearb. und erw. Aufl., Band 10: Vide-Zz, Mannheim et.al. 1999, S. 4331.

5 *Plamböck, G.*: Dynamis, in: Ritter, Joachim: Historisches Wörterbuch der Philosophie, Band 2: D-F, Basel 1972, S. 303f.

6 Vgl. *Stallmach, Josef*: Dynamis und Energeia, Meisenheim am Glan 1959.

Spiegel erzeugen. „Dieser einzigartige Perspektivenzuwachs ermöglicht es den Betrachtern von Spiegelbildern, Wahrnehmungen zu machen, die von dem Ort aus, an dem sich ihre physischen Körper befinden, gerade nicht zu erlangen wären.“[7]

Während Spiegelbilder jedoch flüchtig sind und keine Interaktion zulassen, erfüllen erst der Computer und die in ihm erzeugten Virtuellen Realitäten die Kriterien der *Immersion* und der *Interaktion*.[8] Nicht nur die sinnliche Wahrnehmung eines simulierten Raumes, auch die Möglichkeit, aktiv in diese virtuelle Welt einzugreifen und in ihr zu handeln, zeichnet die virtuelle Welt im Computer aus. Den Computer bzw. die Digitalisierung so zu verstehen, hieße nach Krämer, ihn als Medium und symbolische Form zu begreifen:

> „Der Computer ist nicht nur eine Maschine um effizienter auszuführen, was wir sowieso schon tun; sondern ist ein Apparat, um Möglichkeiten zu eröffnen, über die wir ohne die Apparatur [...] nicht verfügen.“[9]

Die virtuellen Welten, die im Computer entstehen, sind nicht nur mögliche, sondern auch ermöglichende Welten. Die Prozesse der Digitalsierung und Symbolmanipulation sind daher nicht nur Abbildung und Übertragung von Daten und Symbolordnungen einer realen Welt, sondern erzeugen selbst eine mögliche Welt. Schlüssel zur Erzeugung Virtueller Realitäten und Bindeglied in dieser Spannung von Möglichkeit und Ermöglichung ist der binäre digitale Code des Computers, der es ihm erlaubt, prinzipiell alles, was sich symbolisch darstellen und berechnen lässt, als Programm zu repräsentieren und symbolisch zu manipulieren. Dabei beruht die ermöglichende Kraft zur Erzeugung einer virtuellen Welt auf der Hintergrundannahme der Formalisierbarkeit der Welt, d.h. dem reduktionistischen Glauben, dass die Realität sich grundsätzlich im binären Computercode erfassen und darstel-

---

7 *Krämer, Sybille*: Zentralperspektive, Kalkül, Virtuelle Realität. Sieben Thesen über die Weltbildimplikationen symbolischer Formen, in: Vattimo, Gianni/ Welsch, Wolfgang (Hrsg.): Medien-Welten Wirklichkeiten, München 1998, S. 27-37.

8 *Vaihinger, Dirk*: Virtualität und Realität - Die Fiktionalisierung der Wirklichkeit und die unendliche Information, in: Krapp, Holger/ Wägenbaur, Thomas: Künstliche Paradiese, Virtuelle Realitäten. Künstliche Räume in Literatur, Sozial- und Naturwissenschaften, München 1997, S. 19-43, hier S. 23.

9 *Krämer*: Zentralperspektive, S. 32.

len lässt. Dieser Glaube kann dabei auf unsere Wahrnehmung der realen Welt rückwirken und zu einer „Ontologisierung“ führen:

> „Sobald die Techniken künstlicher Intelligenz und Virtueller Realitäten den Rang von Erklärungsmodellen erhalten für das, was ‚Geist‘ oder was ‚Realität‘ jeweils bedeutet, bleibt die Formalität nicht mehr bloße Eigenschaft eines Beschreibungssystems, sondern wird als eine Eigenschaft der zu beschreibenden Vorgänge selbst hypostasiert.“ [10]

Es zeigt sich also auch hier jene Eigenschaft des Virtuellen, die sich schon in der ontologischen Kategorie *dynamis* als ein Noch-nicht-Sein einer in ihrer Verwirklichung begriffenen Möglichkeit erwiesen hat. Eine Möglichkeit, die zugleich auch Ermöglichung ist und als solche auf Realität zurückwirkt bzw. in Wechselwirkung zu ihr steht.

Die lebendige Metapher zwischen Realität und Fiktion

In seinem Werk *Die lebendige Metapher* entwickelt Paul Ricœur eine Metapherntheorie, die die Metapher zum hermeneutischen Prinzip erhebt und zugleich eine Rehabilitation der antiken Tradition der Rhetorik vornimmt. Ausgangspunkt ist hierbei die klassische Definition der Metapher und die damit verknüpfte Ontologie Aristoteles‘. Der für die Virtualität charakteristische ontologische Status des Möglichen als *dynamis*, die Kraft zur Erzeugung einer möglichen Welt und das verändernde Wirken auf die Wahrnehmung von Realität finden sich dabei in der *lebendigen Metapher* wieder.

Kern von Ricœurs Metapherntheorie ist eine der Metapher wesentliche dialektische Spannung, die sich in der Figur der *verdoppelten Referenz* und dem *Paradox der Kopula* entfaltet: „die verdoppelte Referenz bedeutet, daß die für die metaphorische Aussage charakteristische Spannung letztlich von der Kopula *ist* getragen wird. Sein-wie heißt sein *und* nicht sein.“[11] Dieses Paradox von Sein und Nicht-sein im Sein-wie ist bei Ricœur die treibende Dynamik, die die Metapher vom Wort über den Satz zum Text drängt und damit die Rhetorik über die Semantik in die Hermeneutik überführt. Das Paradox der Kopula bezieht sich nicht nur auf die Relationsfunktion

---

10 *Krämer*: Zentralperspektive, S. 34.

11 Ricœur, Paul: Die lebendige Metapher. Mit einem Vorwort zur deutschen Ausgabe. 2. Aufl., München 1991, S. 290.

sondern auch auf die Existenzfunktion. Zur Verdeutlichung dieser ontologischen Referenzfunktion der Metapher greift Ricœur auf Aristotelis' Definition der Metapher zurück, nach der die Metapher ein Bild schaffe, bzw. vor Augen führe:

> „was heißt für die lebendige Metapher »vor-Augen-führen«? Vor-Augen-führen, antwortet *Rhetorik* III, heißt, »die Dinge in ihrer (aktuellen) Verwirklichung [...] bezeichnen« (1411b 24 - 25). Der Philosoph fügt hinzu: wenn der Dichter leblosen Dingen Leben verleiht, dichtet er »dies alles in Bewegung und lebendig seiend; In-Verwirklichung-begriffen-sein [...] aber ist Bewegung« (1412a 12)."[12]

Die Vermutung liegt hier nahe, dass Ricœur, indem er zur Erläuterung des Lebendigen der Metapher Aristoteles' Ontologie in Beschlag nimmt, auf ein ähnliches kategoriales Verhältnis von Realität, Möglichkeit und Verwirklichung abzielt, wie es über *dynamis* und den Bildcharakter in den Begriff *Virtualität* eingegangen ist.[13] Tatsächlich führt Ricœur die paradoxe Spannung der Kopula auf die Aristotelische Unterscheidung von „Sein als Potenz" (*dynamis*) und „Sein als Akt" (*energeia*) zurück. In dieser Unterscheidung der kategorialen Bedeutungen des Seins findet er den Schlüssel der ontologischen Explikation der Referenz.[14] Die verdoppelte Referenzfunktion lässt die Metapher als hermeneutisches Ereignis zwischen *ist* und *ist-nicht*, zwischen dichterischem und spekulativen Diskurs und zwischen Rhetorik, Poetik und Ontologie stattfinden. Die Metapher ist schließlich mehr als nur rhetorische Strategie, mehr als nur nachahmende Abbildung der Welt und mehr als nur dichterische Erfindung. Das Wesen der Metapher liegt dazwischen: „zwischen Wirklichkeitstreue *und* märchenhafter Erdichtung"[15]. Zwischen Realität und Fiktion entwirft die metaphorische Referenz eine mögliche Welt. Ihre Möglichkeit ist dabei eine physisch nicht existente, aber in ihrer Verwirklichung begriffene und auf die reale Welt rückwirkende, erzeugende und ermöglichende Welt. Vor dem Hintergrund

---

12 *Ricœur*, Die lebendige Metapher, S. 291.

13 „Virtualität besteht aus Bildern, aber in einer Art, die den Schein des Bildseins verneint, nämlich so, daß der Betrachter meinen soll, es seien nicht nur die Bilder, sondern die Dinge selbst, die die Bilder meinen. Virtualität ist das gesteigerte Irgendwie-doch-Sein der Bilder, indem diese sich zu einem Raum verdichten.", *Vaihinger*, Virtualität und Realität, S. 21-22.

14 *Ricœur*, Die lebendige Metapher, S. 291.

15 *Ricœur*, Die lebendige Metapher, S. 51.

dessen, was oben zum Begriff der Virtualität zusammengetragen wurde, könnte es auch heißen: Eine *virtuelle* Welt.

Es sind vor allem die innovative und kritische Dimension der Metapher, auf die Ricœur mit der Theorie der metaphorischen Referenz abzielt, wenn er sie als „heuristische Funktion der Neubeschreibung der Wirklichkeit“[16] bestimmt. Mit diesem von Mary B. Hesse entlehnten Konzept der metaphorischen Neubeschreibung nimmt er die Interaktionstheorie von Max Black auf und macht dessen Vergleich verschiedener Typen von Modellen in der Wissenschaft für seine Metapherntheorie fruchtbar[17]:

> „Das zentrale Moment ist die Idee, daß sich die Metapher zur dichterischen Sprache verhält wie das Modell zur Wissenschaftssprache, soweit man nämlich in beiden Fällen die Wirklichkeitsbeziehung betrachtet. In der Wissenschaftssprache ist nun aber das Modell hauptsächlich ein heuristisches Instrument, das vermittels der Fiktion eine inadäquate Interpretation sprengen und einer neuen, adäquateren den Weg bahnen soll.“[18]

Das theoretische Modell als konstitutives Moment der wissenschaftlichen Theoriebildung wendet sich in dieser heuristischen Funktion als metaphorische Neubeschreibung kritisch gegen das wissenschaftliche Ideal der deduktiven Methode und eine Logik der Beschreibung, wie sie von C. G. Tempel und P. Oppenheimer formuliert wurden. Das deduktive Model, so die Hauptthese Hesses, müsse in Anerkennung der grundsätzlichen Metaphorizität der Sprache modifiziert und um den Ansatz der theoretischen Erklärung als metaphorische Neubeschreibung des Bereichs des Explanandum ergänzt werden.[19] Das innovative Potential, das „vermittels der Fiktion eine inadäquate Interpretation sprengen, und einer neuen, adäquateren den Weg bahnen soll“, bricht den Dualismus von Realität und Fiktion auf und setzt eine Kritik an einem objektivistischen, positivistischen Wissenschaftsideal frei, welches sich über die Vorstellungen einer universalen Logik in der Sprachphilosophie des 19. Jahrhunderts und dem Projekt der idealen Wissenschaftssprache des 17. Jahrhunderts bis zu den Wurzeln des nomologisch-nominalistischen

---

16 *Ricœur*, Die lebendige Metapher, Vorwort.

17 *Black, Max*: Models and metaphors. Studies in language and philosophy. 5. Aufl., Ithaca 1972, S. 219-243.

18 *Ricœur*, Die lebendige Metapher, S. 228.

19 *Hesse, Mary B.*: The Explanatory Function of Metaphor, in: *dies.* (Hg.): Models and Analogies in Sciences, 2. Aufl., Notre Dame (Indiana) 1970, S. 157-177.

Welt- und Sprachbildes bei Aristoteles rückführen lässt.[20] Analog konstatiert Ricœur für den Begriff der verdoppelten Referenz, dass dieser innerhalb des argumentativen, begrifflichen Diskurses als „*kritische* Instanz [...], die gegen unseren konventionellen Realitätsbegriff gewendet wird“ [21], auftritt und auf einen erweiterten Begriff von Wahrheit zielt.

Der Ort der Metapher, an dem sie so als kritische Instanz wirken und ihren Wahrheitsanspruch zur Geltung bringen kann, ist die Rhetorik als die soziale Praxis des Argumentierens und Rechtfertigens. Die Metapher kann damit als Ausgangspunkt und Instrument einer Kritik an nominalistischen Bedeutungstheorien gesehen werden und wird in diesem Sinne von Martin Seel als „Trojanisches Turnierpferd“ für und wider die „Festung einer systematischen Bedeutungstheorie“ eingeführt.[22] In positiver Bestimmung führt diese über die Metapher gestiftete sprachphilosophische Kritik zu einem hermeneutischen Verständnis von Sprache, Sinn und Bedeutung und zu einer affirmativen Betonung der kommunikativ-argumentativen Leistung von Metaphern. Die Metapher ist als argumentative Instanz *wahrheitsfähig*, nicht indem sie Aussagen über Sachverhalte in übertragener, nicht-wörtlicher Bedeutung ausdrückt, sondern indem sie neue Perspektiven und Sichtweisen auf diesen Sachverhalt eröffnet. Die metaphorische Rede rückt die Dinge in ein neues Licht, lässt sie in anderer Weise scheinen und führt eine neue Art darüber zu sprechen ein. Das ist diskurstheoretisch der innovative, schöpferische Kern der metaphorischen Referenz, der sich in der Poetik als *Mimesis* und in der Wissenschaftssprache als metaphorische Neubeschreibung und ein Sehen-Als äußert. [23] Die *lebendige Metapher* „führt vor Augen“ und zeigt das „Leblose als Lebendiges“.[24]

---

20 *Arbib, Michael A., Hesse, Mary B.*: The construction of reality, Cambridge 1986, S. 149f.

21 *Ricœur*, Die lebendige Metapher, S. 288.

22 *Seel, Martin*: Am Beispiel der Metapher.: Zum Verhältnis von buchstäblicher und figürlicher Rede, in: Forum für Philosophie Bad Homburg (Hrsg.): Intentionalität und Verstehen, Frankfurt a. M. 1990, S.237.

23 „ [...] metaphor causes us to „see“ the primary system differently and causes the meaning of terms originally literal in the primary system to shift towards the metaphor“. *Hesse*: Models and Analogies in Science, S. 167.

24 *Ricœur*, Die lebendige Metapher, S. 43.

Die Synthetische Biologie und ihre Metaphern

Solche kommunikativen Situationen, in denen Metaphern als argumentative kritische Instanzen in den Diskurs eingehen, können heute in den Normkonflikten und ethischen Debatten um die modernen Lebens- und Biowissenschaften beobachtet werden. Paradigmatisch hierfür steht die Frage „Was ist Leben?“, wie sie im Zuge der Synthetischen Biologie vor allem im deutschsprachigen Raum wieder diskutiert wird.[25] Die Synthetische Biologie ist eine relativ junge interdisziplinäre Forschungsrichtung, die sich im Schnittfeld von Biologie, Ingenieurswissenschaft, Chemie und Informatik bewegt. Auch wenn bezüglich der Definition der Synthetischen Biologie keine einheitliche Meinung herrscht, so lassen sich doch ein ingenieurswissenschaftlicher Zugang zu Prozessen des Lebens und das rationale Design biologischer Systeme als zentrale Merkmale ausmachen:

> „Synthetic biology is the engineering of biology: the synthesis of complex, biologically based (or inspired) systems which display functions that do not exist in nature. This engineering perspective may be applied at all levels of the hierarchy of biological structures – from individual molecules to whole cells, tissues and organisms. In essence, synthetic biology will enable the design of ‘biological systems’ in rational and systematic way.”[26]

Spätestens als Craig Venter im Jahr 2010 verkündete, er habe mittels Synthetischer Biologie den ersten künstlichen Organismus geschaffen, erlangte die Synthetische Biologie auch in der Öffentlichkeit große mediale Aufmerksamkeit und weltweites Presseecho. Dabei spielen Metaphern in der beglei-

---

25 Vgl.: *Boldt, Joachim/Müller, Oliver/Maio, Giovanni*: Leben schaffen? Philosophische und ethische Reflexionen zur Synthetischen Biologie, Paderborn 2012; *Dabrock, Peter/Bölker, Michael/Braun, Matthias/Ried, Jens* (Hrsg.): Was ist Leben - im Zeitalter seiner technischen Machbarkeit? Beiträge zu einer Ethik der Synthetischen Biologie, Freiburg 2011; *Hacker, Jörg* (Hrsg.): Was ist Leben? Vorträge anlässlich der Jahresversammlung vom 23. bis 25. September 2011 zu Halle (Saale), Stuttgart 2012.

26 European Comission: Synthetic biology. Applying engineering to biology: report of a NEST High-Level Expert Group. Luxembourg 2005; einen sehr guten Überblick über das gesamte Spektrum der Synthetischen Biologie bietet auch: *Köchy, Kristian/Hümpel, Anja* (Hrsg.): Synthetische Biologie. Entwicklung einer neuen Ingenieurbiologie? Themenband der interdisziplinären Arbeitsgruppe Gentechnologiebericht, Dornburg 2012.

tenden Forschung zu den ethischen, rechtlichen und sozialen Fragen eine bedeutende Rolle und gehen auf verschiedene Weisen in die Debatte ein. Der instrumentalistische Zugriff auf Leben und der Anspruch des rationalen Designs von biologischen Systemen spiegeln sich in den vielen Begriffen und Metaphern aus den Bereichen Ingenieurswesen, Bauwesen und Architektur, Elektrotechnik, Informationstheorie, Informatik, Gestaltung und Design und Theologie wieder.[27] Metaphern wie *living machines*, *artificial cells* oder *engineering life* verdeutlichen, wie hier traditionelle und kulturell tief verankerte Grenzen von Belebtem und Unbelebtem und die Unterscheidung des vom Menschen Gemachten und von Natur aus Gewachsenen in Frage gestellt werden. Hierin wird auch ein mögliches ethisches Konfliktpotential der Synthetischen Biologie gesehen. Nicht nur können Metaphern wie *Playing God* als Ausdruck moralischer Irritation und kulturellen Unbehagens gelesen werden.[28] Der unreflektierte Gebrauch mechanistischer und technizistischer Metaphern auf Bereiche des Lebendigen könnte auch zu einer ethisch bedenklichen Ontologisierung und Artifizialisierung des Lebens führen. Nach Boldt, Müller und Maio ist „die Ontologisierung – im Sinne der Konstitutionen einer neuen Gegenstandswelt – die man anhand der Verwendung bestimmter zentraler Begriffe und leitender Metaphern der Synthetischen Biologie diagnostizieren kann“ ein zentrales Thema der ethischen Reflexion.[29] In den technomorphen Metaphern wird die Gefahr einer „Artifizialisierung des Natürlichen“ gesehen, was zu ernsthaft ethischen Problemen führen könne, da „sich der grundlegende Respekt gegenüber dem Lebendigen aufzuweichen beginnt“.[30]

---

27 Vgl. *Brukamp, Kirsten*: Lebenswelten formen – Synthetische Biologie zwischen Molekularbiologie und Ingenieurtechnologie, in: *Dabrock/Bölker/Braun/Ried*: Was ist Leben?, S. 61-74, 70f.

28 *Ried, Jens/Braun, Matthias/Dabrock Peter*: Unbehagen und kulturelles Gedächtnis. Beobachtungen zur gesellschaftlichen Deutungsunsicherheit gegenüber Synthetischer Biologie, in: *Dabrock/Bölker/Braun/Ried*: Was ist Leben?, S. 345–369.

29 *Boldt, Joachim/Müller, Oliver/Maio, Giovanni*: Synthetische Biologie. Eine ethisch-philosophische Analyse. Bern 2009, S. 57.

30 *Boldt/Müller/Maio*, Synthetische Biologie, S.64.

J. Craig Venter „What is life?“ oder: eine Metapher wird lebendig.

Dem Ingenieursparadigma folgend stehen bei den oben genannten ethischen Betrachtungen vor allem Maschinen-, Fabrik- und Industriemetaphern im Vordergrund. Metaphern aus dem Bereich der Computerwissenschaften und der Informatik finden dagegen in der ethischen Begleitforschung wenig Beachtung. Das ist verwunderlich, denn in der Synthetischen Biologie spielen der technische Fortschritt in der DNA-Sequenzierung und die in der Systembiologie entwickelten computergestützten Verfahren zur Verarbeitung und Darstellung von Prozessen lebendiger Systeme eine entscheidende und forschungsleitende Rolle. Der Synthese von Leben geht zunächst eine Digitalsierung des Lebens voraus. Bevor die künstliche Zelle zum Leben erweckt werden kann, müssen die zellulären Prozesse als digitaler Code dargestellt und am Computer virtuell simuliert und designt werden. Darauf zielt Craig Venter, wenn er mit der von ihm geschaffenen künstlichen Zelle das „Digital Age of Biology“ angebrochen sieht und von „DNA as software of life“ spricht. Deutlich wird dies in seinem Vortrag „What is life? A 21st century perspective“, den er anlässlich des 70-jährigen Jubiläums zu Erwin Schrödingers gleichlautender Vortragsreihe 2012 in Dublin gehalten hat.[31] Schrödinger veröffentlichte seine Vorträge 1944 in dem Buch „What is life? The Physical Aspect of the Living Cell“[32] und setzte mit der Einführung der Metaphern vom Gen als *aperiodischen Kristall* und des *genetischen Codes* einen maßgeblichen Impuls für die Entwicklung der Molekularbiologie und Genetik, deren Triumphzug bis heute andauert und in den ambitionierten Ansätzen und Visionen der Synthetischen Biologie seinen vorläufigen Höhepunkt zu erreichen scheint.

Nicht nur in wissenschaftshistorischer und personeller Hinsicht lässt sich dabei eine Linie von Schrödinger zu Venter ziehen. Die Geschichte von der Entdeckung des Gens bis zur Totalsynthese eines bakteriellen Genoms ist auch die Erfolgsgeschichte der Metapher vom genetischen Code und eine

---

31 *Venter, J. Craig*: What is Life? A 21st Century Perspective, Videoaufzeichnung und Text der Rede online unter: http://www.edge.org/conversation/what-is-life (letzter Zugriff: 12.03.2014).

32 *Schrödinger, Erwin*: Was ist Leben? Die lebende Zelle mit den Augen des Physikers betrachtet. 11. Aufl. München 2011.

Technikgeschichte der Virtualisierung von Lebensprozessen durch Digitalisierung.[33] Venter rekonstruiert in historischer Selbstverortung die Geschichte der modernen Biologie am Leitfaden der Metapher vom Lesen des genetischen Codes bis zum Schreiben von DNA als digitalen Computercode. Dabei wird schnell klar, dass die Metapher vom Lesen und Schreiben eines binären Codes nicht nur der Veranschaulichung dient, sondern vielmehr Ausdruck des theoretisch leitenden Blicks ist, mit dem Venter die theoriegeschichtliche Entwicklung und seine eigene Forschungsarbeit beschreibt und versteht. Die Meilensteine in der Geschichte der Erforschung der DNA werden so dargestellt, als hätte erst die Metapher vom binären genetischen Code diese Experimente auf epistemologischer und technischer Ebene ermöglicht. Der oben beschriebene Zusammenhang der heuristischen Funktion der Metapher und des Models in der wissenschaftlichen Theoriebildung als Neubeschreibung, als ein Sehen-Als, könnte nicht deutlicher gezeigt werden, als mit den folgenden Sätzen Venters:

> „I view DNA as an analogue coding molecule, and when we sequence the DNA, we are converting that analogue code into digital code; the 1s and 0s in the computer are very similar to the dots and dashes of Schroedinger's metaphor. I call this process 'digitalizing biology'."[34]

Und weiter:

> „I describe DNA as the software of life and when we activate a synthetic genome in a recipient cell I describe it as booting up a genome, the same way we talk about booting up a software in a computer."[35]

Doch Venter geht einen entscheidenden Schritt weiter: Er sieht DNA nicht nur als Software des Lebens, er programmiert diese auch tatsächlich und wortwörtlich als solche. DNA als digitaler Computercode ist hier nicht mehr nur erkenntnis- und forschungsleitende Beschreibung, sondern praktische Handlungsanweisung zu ihrer eigenen Verwirklichung. Die mögliche Welt des digitalisierten Lebens im Computer wird physische Realität. „We

---

33 Vgl. hierzu: *Fox Keller, Evelyn*: Das Jahrhundert des Gens, Frankfurt a. Main 2001; *Kay, Lily E.*: Das Buch des Lebens. Wer schrieb den genetischen Code?, München/Wien 2001.

34 *Venter*, What is Life.

35 *Venter*, What is Life.

can digitize life, and we generate life from the digital world“[36]. Vor dem Hintergrund des oben erarbeiteten Zusammenhangs von Metaphern und Virtualität bekommt die Rede von der möglichen Ontologisierung und Artifizialisierung des Lebens durch Begriffe und Metaphern der Synthetischen Biologie eine bemerkenswerte Wendung: Die von Venter ins Leben gerufene künstliche Zelle, die auf einer am Computer designten und als digitaler Code geschriebenen DNA basiert, ist die im wahrsten Sinne des Wortes lebendig gewordene Metapher des *genetischen Code*.

Ist Craig Venter also der kreative Wissenschaftspionier, der das Unmögliche möglich und das Mögliche wirklich macht, als der er sich gerne in der medialen Selbstdarstellung gibt? Zumindest ist seine Selbststilisierung als Künstler, wie Horst Bredekamp und Hans-Jörg Rheinberger herausstellen, nicht zufällig. Sie sehen die Synthetische Biologie im Kontext der historischen Auseinandersetzung von Wissenschaft und Kunst „zwischen künstlichem Leben und lebendiger Kunst“[37], d.h. in dem Bereich zwischen Realität und Fiktion, in dem auch die Phänomene Metapher und Virtualität verortet wurden. Venters künstliche Zelle verkörpert ein Kunstwerk, die lebendig gewordene Metapher und real gewordene Virtualität, die als solche die Grenzen zwischen dem künstlerischen Darstellen des Lebendigen und der wissenschaftlichen Beschreibung der Realität auflöst. Diese Perspektive eröffnet schließlich auch einen neuen Blick auf die wissenschaftshistorische Einordnung und Bewertung der Synthetischen Biologie:

> „Hierin zeichnet sich einer der tiefsten Brüche in der Geschichte der Biowissenschaften ab. […] Craig Venter stilisiert sich selbst als Künstler, indem er das Genom eines künstlichen Bakteriums […] als ein Gemälde vorführt, so wie Künstler seit jeher ihre Bilder präsentiert haben. Dies könnte zunächst als überzogener Scherz genommen werden, aber es könnte sich auch erweisen, dass hier ein Jahrhundertbild erzeugt worden ist.“[38]

---

36 *Venter*, What is Life.

37 *Bredekamp, Horst/Rheinberger, Hans-Jörg*: Die neue Dimension des Unheimlichen, in: Der Tagesspiegel, 13.01.2012; in gekürzter Form auch in: *Köchy/Hümpel*, Synthetische Biologie, S. 162-164.

38 *Bredekamp/Rheinberger*, Die neue Dimension des Unheimlichen.

Fazit: Die ethische Dimension der Metaphern des Virtuellen im Verantwortungs- und Vertrauensverhältnis von Wissenschaft und Gesellschaft

Was bedeutet eine solche Einordnung der Synthetischen Biologie als künstlerische Wissenschaft des künstlichen Lebens nun für die ethische Betrachtung der Metaphern? Bestätigt sich hier nicht in drastischer Weise der Verdacht einer problematischen Ontologisierung und Artifizialisierung des Lebens? Es hat sich gezeigt, dass die ontologisierende Kraft von Metaphern und Techniken der Virtualisierung im Forschungsprozess der Synthetischen Biologie unterschätzt wird, wenn die fiktiven und beschreibenden Momente in der Dynamik wissenschaftlicher Entwicklungen getrennt voneinander und nicht in ihrem Wirkungszusammenhang und Wechselspiel gesehen werden. Ob dies allerdings in ethischer Hinsicht als problematisch eingestuft werden kann, hängt eher davon ab, ob den synthetischen Organismen ein moralischer Status zugesprochen werden muss und ob sich dadurch das menschliche Selbstverständnis und das ethische Gattungsbewusstsein in moralisch relevanter Weise verändern. Beides wird in der begleitenden Debatte zur Synthetischen Biologie diskutiert. Es soll an dieser Stelle nicht weiter darauf eingegangen, sondern auf eine weitere ethische Dimension hingewiesen werden, die sich aus der bereits angedeuteten argumentativen Funktion von Metaphern ergibt.

Metaphern erzeugen, wie Pielenz im Anschluss an Toulmin herausstellt, als topische Schlussregeln in Argumentationen eine „Logik des Einleuchtenden“[39], d.h. sie setzten eine ihnen eigene Rationalität frei und lassen bestimmte assoziative Vorstellungen und Handlungszusammenhänge als plausibel und wahrscheinlich erscheinen.[40] Hierin liegt die innovative kritische Funktion der Metapher, neue Perspektiven und Sichtweisen auf einen Sachverhalt zu eröffnen. Hierin liegen allerdings auch das Potential und die Gefahr problematischer Ideologisierung und rhetorischer Verdunklung. So geht mit der Rede von der Virtualisierung der Welt oft das implizite Versprechen einer damit auch befreiten Welt einher. Die digitale Vernetzung

39 *Pielenz, Michael*: Argumentation und Metapher, Tübingen 1993, S. 13.
40 *Debatin, Bernhard*: Die Rationalität der Metapher: Eine sprachphilosophische und kommunikationstheoretische Untersuchung, Berlin 1995.

der Welt suggeriert den freien Informationsaustausch und die Aufhebung hierarchischer Macht- und Kommunikationsstrukturen zugunsten einer dezentral strukturierten, demokratischen Weltgemeinschaft, die sich im virtuellen Raum des Internets organisiert und verwirklicht.

Auch und insbesondere die Wissenschaft ist natürlich von diesen Prozessen der digitalen Globalisierung betroffen. Es gehört wesentlich zum Verständnis und Ethos der Wissenschaft, dass Erkenntnisse und Wissen nicht nur unter methodisch kontrollierten und überprüfbaren Bedingungen generiert werden, sondern auch öffentlich und frei zugänglich sind. Die Digitalisierung von Wissen und Kommunikation soll zugleich eine Demokratisierung der Wissenschaft bedeuten. Das von Craig Venter ausgerufene „digitale Zeitalter der Biologie“ bedeutet daher nicht nur, dass das Leben als digitaler Code der Wissenschaft neue Gestaltungsmöglichkeiten und schöpferische Tätigkeit ermöglicht, sondern auch, dass der Austausch von Information und der Zugang zu Wissen vereinfacht und beschleunigt wird: „Scientists send digital code to each other instead of sending genes or proteins. [...] we can send digital DNA code at the close to the speed of light and convert the digital information into proteins, viruses and living cells“[41]. Dabei gerät, wie Vaihinger im Bezug auf die Versprechungen der digitalen Revolution bemerkt, schnell in Vergessenheit, dass „für die effiziente Selektion und Verarbeitung von großen Datenmengen immer noch die finanzielle Basis einer wirtschaftlich profitablen Unternehmung den machtvollen Hintergrund bildet“[42]. Dies lasse die subversiven Möglichkeiten der vereinigten Hacker und aller experimentierfreudigen Privatbenutzer im Vordergrund verblassen und verdichte die Theorie der neuen Medien zu einer „handfesten Ideologie“.

> „Den Gefahren, die aus einer durch die Möglichkeiten digitaler Datenverarbeitung ins Unermeßliche anwachsenden Monopolisierung besonders der neuen Information [...] entstehen, steht die freie Verkopplung derselben Bürger als sub-superfizielle universale Kontaktgruppe entgegen.“ [43]

Entsprechend ist auch den Versprechungen der Synthetischen Biologie als einer demokratischen *open-source Biologie* und eines „new age of scien-

41 *Venter*, What is Life.
42 *Vaihinger*, Virtualität und Realität, S. 31.
43 *Vaihinger*, Virtualität und Realität, S. 31.

tific swarm intelligence, like a kind of Wikipedia structure in research“ mit Skepsis zu begegnen.[44] Das Bild des genialen, subversiven Biohackers, der im selbstgebastelten Garagenlabor Synthetische Biologie betreibt und so dazu beiträgt, nahezu alle drängenden Menschheitsprobleme von der Ernährung einer wachsenden Weltbevölkerung bis zur Energieversorgung zu lösen, ist nicht nur im Bezug auf den derzeitigen und zu erwartenden Stand der Forschung unrealistisch. Es steht auch im Kontrast zu einer Realität, in der Biotechnologiefirmen wie das von Craig Venter mitbegründete Unternehmen *Synthetic Genomics* in enger Zusammenarbeit mit Industrie und Wirtschaft eine aggressive, monopolisierende Patentpolitik vertreten und sozio-ökonomische Ungleichgewichte in der Verteilung von Nutzen und Kosten biotechnologischer Entwicklungen aufrechterhalten bleiben.[45]

Wenn sich die Synthetische Biologie mit Heilsversprechungen und Zukunftsvisionen einer freien digitalen Wissenschaftswelt, in der Leben zum Wohle aller per E-Mail verschickt werden kann, Legitimität und Aufmerksamkeit beschaffen möchte, ist dies aus forschungspolitischen Gründen nachvollziehbar. Das Beispiel vom *genetischen Code* hat allerdings gezeigt, dass Metaphern nie *nur* Metaphern sind, sondern sowohl den gesellschaftlichen Diskurs als auch die epistemische und technische Entwicklung in der wissenschaftlichen Forschung wirksam und handlungsorientierend beeinflussen können. Angesichts der ideologisierenden Verklärung der Metaphern der Virtualität werden diese zum Gegenstand ethischer Kritik. Die ethische Verantwortlichkeit des Wissenschaftlers beinhaltet auch die kommunikative Aufgabe der aufrichtigen Darstellung der eigenen wissenschaftlichen Praxis und Forschungstätigkeit sowie die Rückbindung derselben an einen übergeordneten gesamtgesellschaftlichen ethischen Sinn. Die ethische Dimension, die so in den Blick kommt, berührt damit das grundlegende Verantwortungs- und Vertrauensverhältnis von Wissenschaft und Gesellschaft.

---

44 Vgl.: *Moos, Thorsten*: there is no such thing as artificial life. Notes on the ethics of synthetic biology, in: *systembiologie.de* 08, Juni 2014, S. 16-18, hier S. 17.

45 Vgl.: *The ETC Group*: Extreme Genetic Engineering. An Introduction to Synthetic Biology, 2007, online: http://www.etcgroup.org/sites/www.etcgroup.org/files/publication/602/01/synbioreportweb.pdf, zuletzt eingesehen: 12.03.2014, S. 32-41.

Frank Martin Brunn

Die Virtualisierung des Körpers im Sport

Der moderne Begriff ‚Virtualität' hat seine Beheimatung in der Semantik der Computertechnologien und der Computernetzwerke. Von dort aus wandert er gegenwärtig in andere Sprachfelder ein. Der Begriff kommt vom Lateinischen *virtus*, zu deutsch: Tugend, Tapferkeit, Tüchtigkeit, Kraft, Männlichkeit. Über den französischen Begriff ‚virtuel', zu deutsch: ‚fähig zu wirken', ‚möglich', beschreibt der Begriff ‚Virtualität' heute die Eigenschaft einer Entität, nicht physisch jedoch funktional oder über ihre Wirkung vorhanden zu sein. Der Gegenbegriff zu ‚Virtualität' ist nicht etwa ‚Realität', wie gelegentlich angenommen wird, sondern ‚physische Realität'. ‚Virtuelle Realität' und ‚physische Realität' stehen begrifflich einander gegenüber.

Angesichts dieser Begriffsbestimmung scheint die Rede von einer Virtualisierung des menschlichen Körpers im Sport ein Widerspruch in sich zu sein. Ist nicht gerade der Sport ein Raum für physisch reale Erfahrungen? Die Virtualisierung des menschlichen Körpers im Sport ist allerdings kein Phänomen, das erst mit der verstärkten Computerisierung unserer Erfahrungswelt entstanden wäre. Gleichwohl ist es geprägt durch Faktoren, die auch in der Computerisierung unserer Erfahrungswelt eine bedeutende Rolle spielen: Die Beobachtung und Selbstbeobachtung des Menschen an Hand isolierter Einzelkriterien, die Aufbereitung dieser Beobachtungen in Tabellen und Bildern sowie die Zurverfügungstellung der gewonnenen Daten für Sporttreibende und für die Sportberichterstattung. So wird eine allgemeine Vergleichbarkeit der Daten möglich, hinter der die Personen verschwinden, von denen die Daten gewonnen wurden. Was in der abstrakten Beschreibung wie ein wissenschaftliches Verfahren klingt, ist im Sport die Wettkampfpraxis und Berichterstattung in den verschiedenen Nachrichtenmedien sowie die Darstellungen und Selbstdarstellungen von Athleten und ihren Leistungen in sozialen Netzwerken und Blogs im Internet. Hinter solchen Darstellungen treten leiblich erfahrbare Personen zurück.

Wie sich das vollzieht und welche ethischen Fragen dieses Geschehen aufwirft, soll im Folgenden beschrieben werden. Dafür muss ich zuerst beschreiben, was mit dem jedermann verständlichen aber schwer zu definierenden Begriff ‚Sport' gemeint ist (1). Danach wird die im Umfeld des Sports häufig verwandte Mensch-Maschinen-Metapher erörtert (2). Von dort aus fällt der Blick auf den für den Sport typischen Aspekt der Spielregeln (3). Vor diesem anthropologischen Hintergrund kommt sodann das Doping-Phänomen in den Blick (4), an Hand dessen die im Umfeld des Sports weit verbreitete Natürlichkeitsfiktion deutlich wird, mit der die Virtualisierung des Körpers einhergeht (5). Ebenso bedeutsam wie die vielerorts diskutierte Dopingproblematik ist für unser Thema aber auch die Bilderwelt des Sports, auf die im daran anschließenden Unterabschnitt eingegangen wird (6). Anschließend ziehe ich einige ethische Folgerungen aus dem Dargestellten (7). Zum Schluss wird der epistemische Status der ethischen Folgerungen beschrieben und damit auf die Diskussionsthese dieses Bandes eingegangen (8).

1. „citius, altius, fortius" – das Begriffsfeld ‚Sport'

Worum handelt es sich, wenn in diesem Beitrag von ‚Sport' die Rede sein soll? Im Deutschen wurde der Begriff ‚Sport' seit den 1920er Jahren zur Sammelbezeichnung für die unterschiedlichen Formen von so genannten Leibesübungen und Ballspielen.[1] Die Etablierung des Sportbegriffs im Deutschen markiert das Zusammenwachsen zweier ursprünglich mit einander konkurrierender Bewegungen: der deutschen Turnbewegung und der angelsächsischen Sportbewegung. Während die Sportbewegung wettkampforientiert war, war die Turnbewegung auf ein ganzheitliches Menschenbild ausgerichtet. Heute werden so unterschiedliche Phänomene wie Fußballspielen, Radfahren, Gymnastik, Joggen, Rennwagenfahren, Angeln und auch Schachspielen als ‚Sport' bezeichnet. Stetig werden neue Sportarten entwickelt, insbesondere im Fitness- und im so genannten Outdoor-Bereich. Eine eindeutige Begriffsbildung scheint da kaum möglich zu sein. Es wundert daher nicht, dass der Deutsche Sportbund es schon 1980 nach etlichen

1 *Andreas Luh*: Entstehung und Ausbreitung des modernen Sports in Deutschland im 20. Jahrhundert, in: Michael Krüger, Hans Langenfeld (Hg.): Handbuch Sportgeschichte (Beiträge zur Forschung und Lehre im Sport 173), Schorndorf 2010, S. 187-195, 190.

gescheiterten Versuchen aufgegeben hat, eine allgemeingültige Definition des Begriffs ‚Sport' zu erarbeiten.[2]

‚Sport' ist ein Begriff mit unscharfen Rändern. Eine Definition soll daher auch hier nicht versucht werden, sondern ich benenne lediglich Orientierungspunkte dafür, worum es geht, wenn hier von Sport die Rede ist. Ich verstehe *Sport als eine Weise leiblichen Spielens*. Dabei gehe ich davon aus, dass in allen Bewegungsformen, die wir als Sport bezeichnen, spielerische Elemente liegen. Das ist auch dort noch der Fall, wo es sich um reine Funktionsübungen zur Kräftigung der Muskulatur, zur Reduktion des Körpergewichts oder zur Steigerung der Ausdauer handelt. In diesen Fällen handelt es sich um Funktionsspiele, deren spielerischer Gehalt in der Wiederholung liegt.[3]

Des Weiteren steht die Bedeutung des Begriffs ‚Sport' meist in Zusammenhang mit einer Steigerungssemantik. Der Dominikanerpater Henri Didon brachte sie im 19. Jahrhundert auf die Formel: *citius, altius, fortius*. Der Begründer der modernen Olympischen Bewegung, der französische Baron und Pädagoge Pierre de Coubertin, übernahm die Parole für seine olympische Philosophie.[4] Der Komparativ der Parole formuliert ein treibendes Moment, das typisch für den sportlichen Wettbewerb ist. Coubertin nutzte sie deshalb, um die Geisteshaltung der olympischen Wettkämpfe zu kennzeichnen. Auch nicht wettkampforientiert betriebener Sport kann einer

2 Vgl. *Wissenschaftlicher Beirat des DSB*: Zur Definition des Sports, in: Sportwissenschaft 10 (1980), S. 437-439. Die Feststellung, dass Sport kein einheitliches Phänomen ist und sich der Begriff ‚Sport' folglich nicht oder nur schwer definieren lässt, findet sich allerdings schon Ende der 1960er Jahre bei *Walter Kuchler*: Sportethos. Eine moraltheologische Untersuchung des im Lebensbereich Sport lebendigen Ethos als Beitrag zur Phänomenologie der Ethosformen, München 1969, S. 45-47 und wird von ihm aus einem Aufsatz von E. Klinge von 1954 übernommen.

3 Vgl. dazu im Einzelnen *Frank Martin Brunn*: Sportethik. Theologische Grundlegung und exemplarische Entfaltung, Berlin/New York 2014, S. 133-154.

4 Vgl. *Pierre de Coubertin*: Die philosophischen Grundlagen des modernen Olympismus (1935), in: Dietrich Klose (Hg.): Die olympischen Spiele. Avery Brundage, Pierre de Coubertin, Ernst Curtius, Carl Diem, Stuttgart 1971, S. 47-54, 49; *Norbert Müller*: Die olympische Devise „citius, altius, fortius" und ihr Urheber Henri Didon, in: ders.: Onlinetexte aus Printmedien, www.sport.uni-mainz.de/mueller/28.php, S. 8 (zuletzt abgerufen 04.11.2011).

Steigerungssemantik gehorchen, wenn er darauf angelegt ist, die eigene sportliche Leistung zu verbessern. Da sich Leistungssteigerungen bei regelmäßiger sportlicher Betätigung bis zu einem gewissen Maß durch Übung von selbst einstellen, lässt sich generell eine Affinität des Begriffs ‚Sport' zu Steigerungssemantiken feststellen.

2. Der technisch vermittelte Körper als Maschine

Die Steigerungssemantik des Sports ist verbunden mit Messverfahren für die sportliche Leistung. Egal, ob die Leistungsmessungen im Wettkampf stattfinden, ob unter der Beachtung von Leistungsmarken auf eine Wettkampfteilnahme hingearbeitet wird, oder ob es sich lediglich um Zeit- und Streckenmessungen im Freizeitsport handelt, stets wird die körperliche Leistung unter ihrem quantifizierbaren Aspekt in den Blick genommen. Daher liegt insbesondere im Hochleistungssport gelegentlich die Metapher vom Körper als Maschine nahe.

In typischer Weise sagte die Kickboxerin Christine Theiss in einem Interview über ihre Wettkampfvorbereitung: „... vor einem Kampf merke ich: Mein Körper ist eine Maschine, die perfekt funktioniert: Da sitzt jeder Muskel, jede einzelne Faser. Das ist ein schönes Gefühl. Dazu kommt natürlich der psychologische Aspekt des Sports."[5] In dieser Formulierung dient der Begriff ‚Körper' einer distanzierenden Selbstbetrachtung. Die Athletin sagt nicht: „Ich bin eine Maschine", sondern spricht distanzierend von „mein Körper", zu dem ein „psychologische(r) Aspekt" addiert wird.

Diese Formulierung zeigt beispielhaft, dass der Begriff ‚Körper' eine analysierende Perspektive auf einen Aspekt des Menschen beschreibt und diesen Aspekt verobjektiviert. Mit dem Begriff ‚Körper' wird also nicht das unmittelbare Selbsterleben eines Menschen im Handlungsvollzug beschrieben, sondern der Handlungsvollzug auf seine verobjektivierbaren Aspekte reduziert.

Im wettkampforientierten Sport werden diese verobjektivierbaren Aspekte des Menschen, der Körper, nun unter dem Gesichtspunkt der Leistung

5 *Christine Theiss*: „Mein Körper ist eine Maschine". Interview mit Jürgen Schmieder, 16.12.2011. In: www.sueddeutsche.de/sport/kickboxerin-christine-theiss-mein-koerper-ist-eine-maschine-1.1235910 (abgerufen am 06.01.2014).

weiter verobjektiviert. Entfernungen und die für ihre Bewältigung benötigte Zeit werden dargestellt. Bei Ballspielen werden erfolgreiche Spielzüge wie Tore im Fußball, Körbe im Basketball oder, wie z.B. im Tennis, die für einen der Kontrahenten nicht mehr kontrollierbaren Bälle gezählt und mit Punktwertungen versehen. Leistung wird gemessen und die Messergebnisse durch Wertungen auf Anzeigetafeln und in Tabellen dargestellt. Die Personen, die die höchsten Wertungen erzielt haben, werden prämiert.

Für diejenigen, die aktiv am Wettkampfsport partizipieren wollen, bedeutet das, ihr Sporttreiben an einem Trainingsplan zu orientieren, der seinerseits an Leistungsmarken des Wettkampfsports orientiert ist. Das Training wird auf bevorstehende Wettkämpfe ausgerichtet. Zum regelmäßigen Training kommt die Suche nach technischen Optimierungsmöglichkeiten – längst ein eigener Bereich der Sportwissenschaften: die Trainingswissenschaften. Zum besseren Verständnis und zur Optimierung der körperlichen Prozesse wird medizinische Expertise hinzugezogen. Ausdauer und bestimmte Fertigkeiten werden besonders trainiert, bestimmte Muskelgruppen gezielt aufgebaut. Ruhephasen und Ernährung werden berücksichtigt. Oft ist es dann nur noch ein kleiner Schritt, die Leistungsfähigkeit auch durch medizinische und medikamentöse Methoden zu fördern. Doping und Blutdoping sind die populären Stichwörter für diejenigen unter solchen Methoden, die geächtet werden.

Im Hochleistungssport ist das Sporttreiben total auf die erfolgreiche Wettkampfteilnahme ausgerichtet. Es steht damit unter dem ‚Sieg versus Niederlage'-Code des Wettkampfbetriebs. Dieser Code wird zum Maßstab der Formung des Körpers und der körperbezogenen Lebensgestaltung. Die siegreiche Teilnahme an Wettkämpfen dient der Rechtfertigung dieser Lebensgestaltung. Daher ist sie entscheidend für die Entwicklung einer Sportkarriere. Solches Sporttreiben kann die Person total in Anspruch nehmen, wenn, wie im Profisport, das ganze Leben darauf ausgerichtet wird.

Die Körpermaschinen-Metapher veranschaulicht ein konstruktives Element, das in der Form des Sporttreibens liegt, wie es im professionellen Sport geschieht, und von dort aus in andere Formen des Sporttreibens ausstrahlt. Es wird an verobjektivierten, aus Messergebnissen und dem Wettkampfbetrieb gewonnenen Marken ausgerichtet. Die Körper der Athleten werden den Marken gemäß im Training und das Training begleitenden Maßnahmen wie Ernährung und medizinische Begleitung geformt.

3. Spielregeln

Wettkampfsport ist eine Form des Regelspiels. Für Regelspiele sind Spielregeln konstitutiv. Ohne Spielregeln gibt es kein Regelspiel. Auf sie muss sich vor Beginn des Regelspiels verständigt werden oder sie werden mit der Teilnahme am Regelspiel implizit anerkannt. So wie sich jeder Mensch-ärgere-dich-nicht-Spieler den für dieses Spiel spezifischen Regeln des Würfelns und Vorrückens der Spielfiguren unterwirft, unterwirft sich jede Fußballspielerin den Spielregeln des Fußballs. Ziel des Regelspiels ist das Gewinnen. Spielregeln sind relativ beliebig. Im Sport sind sie meist darauf ausgerichtet, ein Spiel in der Weise zu ermöglichen, dass die Fähigkeiten der Teilnehmenden zur Darstellung kommen können. Das Zustandekommen von Spielregeln im Sport legt ein positivistisches Regelverständnis nahe. D.h. Regeln werden anerkannt, weil man sich in irgendeinem Verfahren auf ihre Geltung verständigt hat. Mit einem tieferen, möglicher Weise gar ontologischen Sinn einer Spielregel wird bei einem rein positivistischen Regelverständnis nicht gerechnet.

Unter spielkonstitutiven Regeln sind lange nicht nur diejenigen Regeln zu verstehen, die in Regelwerken festgehalten sind. Ähnlich wie bei der Formulierung von Gesetzen in der Politik werden auch bei der Formulierung von Regelwerken im Sport in erster Linie die Aspekte festgehalten, die unter den Spielenden tendenziell strittig sind. Ein Beispiel: Dass Fußball mit dem Fuß und zwar überwiegend mit dem Fußspann und der Fußinnenseite, kaum aber mit der Ferse gespielt wird, versteht sich von alleine und wird gegebenenfalls mündlich vermittelt, bedarf aber keiner Erwähnung im Regelwerk. Wohl bedarf es einer Erwähnung, wann der Ball in die Hand genommen werden darf und was zu geschehen hat, wenn der Ball in anderen Fällen mit der Hand oder dem Unterarm berührt wird.[6] Weil Spielregeln im Sport nicht immer eingehalten werden, werden in den Regelwerken auch Spielstrafen für typische Regelverstöße festgehalten.

Generell beschreiben die Regelwerke des Sports die Kriterien, unter denen ein sportlicher Vergleich beurteilt wird. Sie liefern damit die Anleitung,

---

6 *Gunter Gebauer* weist mit Nachdruck darauf hin, dass viele regelmäßige Aspekte, die ein sportliches Spiel ausmachen, nicht als Spielregeln in Regelwerken niedergelegt sind, vgl. *ders.*: Wie regeln Spielregeln das Spiel? In: ders.: Sport in der Gesellschaft des Spektakels, Sankt Augustin 2002, S. 89-95.

gemäß der die Komplexität des Geschehens in der Beobachtung reduziert werden soll. Sie beschreiben aber nicht im Ganzen, wie ein sportliches Spiel abzulaufen hat. Das Spielgeschehen des Sports wird neben den Regelwerken in bedeutendem Maß von funktionalen Regeln geprägt. Dass etwa Fußball überwiegend mit dem Fußspann und der Fußinnenseite gespielt wird, ließe sich als eine funktionale Spielregel begreifen, die jedem unmittelbar einleuchtet, der sich eine Zeitlang bemüht, einen Ball mit dem Fuß auf ein bestimmtes Ziel hin zu bewegen. Die Form von Fuß und Ball bedingen diese Regel. Eine andere funktionale Regel wäre, dass Techniken des Sports die Gesundheit nicht dauerhaft schädigen dürfen. Ansonsten würde sich der Sport mit der Zeit unmöglich machen. Funktionale Spielregeln haben also ihren Grund im spezifischen Sein des Menschen. Hinter ihnen verbirgt sich eine ontologische Dimension des Sports. Sie tritt meist lediglich unter dem Gesichtspunkt der Funktionalität in Erscheinung und bleibt ansonsten unsichtbar in den Hintergrund.

Es gibt also zwei Arten von Spielregeln im Sport: Spielregeln für tendenziell strittige Spielsituationen und funktionale Spielregeln.

4. Medizin und Doping

Zu den tendenziell strittigen Aspekten des Wettkampfsport zählt die Beeinflussung der körperlichen Leistungsfähigkeit durch Medikamente und medizinische Methoden, also die Anwendung von so genannten Dopingmethoden. Der Umgang mit Doping zeigt weitere Aspekte der Virtualisierung des Körpers im Sport. Oberflächlich besteht Einigkeit darüber, dass Doping im Sport verboten sein soll. Aber die verschiedentliche Aufdeckung der Verwicklung von Sportfunktionären in Dopingfälle zeigt, dass die Bereitschaft, auf eine medikamentöse und medizinische Beeinflussung der körperlichen Leistungsfähigkeit zu verzichten, oft wenig ausgeprägt ist. Karl-Heinrich Bette und Uwe Schimank haben gezeigt, dass es sich beim Doping im Sport und ein Strukturphänomen handelt.[7] Die Unterwerfung der kompletten Lebensführung unter den Sieg-Niederlage-Code im Hochleistungssport führt dazu, dass es rational ist, die Risiken des Dopings einzugehen um die

7 *Karl-Heinrich Bette, Uwe Schimank*: Doping im Hochleistungssport. Anpassung durch Abweichung, Frankfurt am Main 2006².

Chancen auf einen Sieg und damit die Fortführung der sportlichen Karriere zu erhöhen. Aus dem Radsport ausgestiegene Athleten haben gelegentlich beschrieben, wie sie in ihre Dopingkarriere hineingeraten sind.[8]

Die starke, existenzielle Orientierung am Sieg kann zusammen mit einer positivistischen Regelorientierung bei Athleten zu der Einstellung führen: „Was im Wettkampf nicht ausdrücklich verboten ist, ist erlaubt." Im Blick auf die Nutzung medizinischer und medikamentöser Methoden zur Leistungsbeeinflussung führt diese Haltung dazu, dass jede Methode solange als zulässig empfunden wird, wie sie nicht ausdrücklich durch Anti-Doping-Bestimmungen verboten ist. Nur Verbotsregeln des sportlichen Regelwerkes sind bei dieser Haltung im Blick. Die langfristige Gesundheit eines Athleten, eine funktionale Regel des Sports, wird vernachlässigt.

Diese Haltung wird dadurch gefördert, dass keine Einigkeit darüber besteht, wodurch allgemein die Anwendung medizinischer und medikamentöser Methoden zur Leistungsbeeinflussung zum verbotenen Doping werden. Die Definition dessen, was Doping seinem Wesen nach ist, ist strittig.

Die Schwäche aller bisherigen Doping-Definitionen ist, dass sie das Phänomen nicht klar genug erfassen, um eine Strafbarkeit des Dopings begründen zu können.[9] Ich zeige das an zwei neueren Vorschlägen zur Definition des Dopingbegriffs.

Albrecht Reyk schlägt vor, Doping generell als *„die unphysiologische körperliche Leistungssteigerung"*[10] zu bezeichnen. Dieser Definitionsvorschlag führt zweifellos zu einer normativen Aufladung der Unterscheidung ‚physiologisch vs. unphysiologisch', die sich schon bei der Entscheidung, ob Koffein zu den Dopingmitteln zu rechnen ist oder nicht, als nahezu beliebig erweist. Mehrere Tassen Kaffee am Tag zu konsumieren, gilt gesellschaftlich als gängiges Verhalten. Es wäre gemäß Reyks Unterscheidung als ‚physiologisch' einzuordnen. Allerdings hat Koffein in kleineren Mengen (etwa eine

8 Vgl. *Ralf Meutgens*: Doping im Radsport, Köln 2007.

9 Vgl. *Lars Figura*: Doping zwischen Freiheitsrecht und notwendigem Verbot, Aachen 2009, S. 107; *Tanja Haug*: Doping. Dilemma des Leistungssports, Hamburg 2006, S. 26-33.

10 *Albrecht Reyk*: Doping und Wettbewerb. Eine ethische Reflexion (Angewandte Ethik 9), Freiburg/München 2008, S. 45.

Tasse Kaffee) leistungssteigernde Wirkung und wurde deshalb eine Zeitlang von der World Anti-Doping Agency (WADA) als Dopingmittel eingestuft.[11]

Claudia Pawlenka definiert Doping als den „*Versuch, über eine Beeinflussung autonomer Prozesse und Strukturen des menschlichen Organismus die für die sportartspezifische Leistungsfähigkeit relevanten körperlichen und/oder mentalen Funktionen dahingehend zu steigern, daß die Zielerreichung abgekürzt bzw. beschleunigt wird (Beschleunigungsintention) und/oder über das natürliche (individuelle oder auch überindividuelle) Maß hinaus gesteigert wird (Transzendierungsintention)*“.[12] Um diese Definition handhaben zu können, bedarf es einer genauen Erläuterung, was ‚autonome Prozesse und Strukturen des menschlichen Organismus‘ sind, was mit ‚Beeinflussung‘ gemeint ist und wie ein ‚natürliches? Maß festzustellen ist. Ohne solche Erläuterungen scheint schon ein auf das Training abgestimmter Ernährungsplan unter die Doping-Definition zu fallen. Mit beiden Definitionen wird versucht, die ontologische Dimension der Dopingproblematik über ihre Funktionalität für das Dopingverbot fruchtbar zu machen. Doch das gelingt nicht in einer für die juristisch geprägte Praxis notwendigen Weise.

Wegen solcher Schwierigkeiten ist die WADA schon bei der ersten Veröffentlichung der Anti-Doping-Regeln im Jahr 2003 auf die Methode der enumerativ-konkreten Definition ausgewichen. Die WADA beschreibt in Artikel 1 des World-Anti-Doping-Codes (WADC) Doping als „... the occurrence of one or more of the anti-doping rule violations set forth in Article 2.1 through Article 2.8 of the Code”[13]. Diese Definition ist im national und international organisierten Sport gebräuchlich. Demnach ist Doping im Wettkampfsport, was als Doping verboten ist. Neben der Anwendung verbotener Medikamente und medizinischer Methoden wird auch das Nichterscheinen zur Dopingkontrolle als Doping bestraft.

Diese Form der Negativdefinition ist relativ beliebig und erfolgt mit der Absicht, Dopingvergehen gezielt ahnden zu können. Das enumerativ-kon-

---

11 Vgl. a.a.O., S. 56-58.

12 *Claudia Pawlenka*: Ethik, Natur und Doping, Paderborn 2010, S. 170.

13 *World Anti-Doping Agency* (Hg.): World Anti-Doping Code 2009, S. 18; vgl. entsprechend: *Dies.* (Hg.): World Anti-Doping Code 2015, S. 18. Vgl. *Nationale Anti-Doping Agentur Deutschland* (Hg.): Nationaler Anti-Doping Code (NADC 2009) (Version 2.0), S. 13.

krete Dopingverbot wird in Verbindung mit der so genannten Strict-Liability-Regel gehandhabt, die besagt, dass ein Athlet gedopt hat, wenn ihr oder ihm die Einnahme oder Verabreichung einer verbotenen Substanz oder die Anwendung einer verbotenen Methode nachgewiesen werden kann. Gelingt der Nachweis, so gilt ohne weiteres, dass der Athlet mindestens fahrlässig gehandelt hat und verantwortlich für die Manipulation ist.[14]

Mit der Negativdefinition ist allerdings das Problem verbunden, dass neue, bisher unbekannte leistungsbeeinflussende Stoffe und Methoden nicht unter diese Dopingdefinition fallen und ihre Anwendung erst geahndet werden kann, wenn sie auf der Verbotsliste vermerkt sind.[15] Die Problematik, wie Doping zu definieren ist, kehrt also bei der Pflege der Verbotsliste wieder. Diese Schwäche der Definition wirkt sich juristisch als Frist aus, innerhalb deren die Verwendung eines neuen Stoffs oder eine neue Methode nicht verboten ist. Athleten mit einem rein positivistischen Regelverständnis sehen daher alle nicht genannten Doping-Methoden als erlaubt an.

Aber auch die Aussagekraft eines Dopingbefundes ist mitunter begrenzt. Dopingsubstanzen, die der Körper auch selbst produziert wie z.B. Testosteron, oder Dopingmethoden wie die Eigenbluttransfusion lassen sich nur über Grenzwerte für bestimmte Substanzen im Blut oder Urin nachweisen. Fällt der Nachweis negativ aus, heißt das aber nicht, dass der untersuchte Athlet keine Dopingmethoden angewandt hat. Möglicherweise hat er sich geschickt an die Nachweisgrenze ‚herangedopt'. Umgekehrt kann es Athleten geben, die ohne Doping die Grenzwerte überschreiten. Die Ergebnisse von Dopingtests sagen also nur eingeschränkt etwas darüber aus, ob die getesteten Athleten die Dopingverbotsregeln einhalten.

Die Ontologische Dimension der Sportausübung tritt zurück. Die Dopinganalytik konstruiert mit ihren Grenzwerten Dopingfälle. Darin entspricht sie der Strict-Liability-Regel, die bei Vorliegen eines Dopingbefundes ohne weiteres von einer schuldhaften Handlung ausgeht. Die Dopingverbotsre-

---

14 Vgl. *Figura*, Doping, S. 108f.

15 Etwas abgeschwächt wird dieses Problem dadurch, dass in den Verbotslisten der Katalog verbotener Substanzen mit Formulierungen wie „ähnliche“ oder „verwandte“ Stoffe geöffnet wird, vgl. *World Anti-Doping Agency* (Hg.): The World Anti-Doping Code. The 2013 Prohibited List. International Standard, 10. September 2012, S. 3-7.

geln zielen nicht darauf, mit letzter Sicherheit zu ergründen, ob ein Athlet tatsächlich die vereinbarten Regeln der Wettkampfvorbereitung willentlich eingehalten hat. Die Dopingverbotsregeln benennen lediglich weitere Kriterien, nach denen ein Wettkampf durchzuführen ist. Sie benennen lediglich weitere Regeln für das Regelspiel sportlicher Wettkampf. Sowohl die Person des Athleten als auch ihr realer Körper verschwindet aus pragmatischen Gründen hinter den Grenzwerten der Dopingverbotsregeln. Der Umgang mit Doping im Sport ist ein weiteres Beispiel für die Virtualisierung des menschlichen Körpers im Sport.

5. Die Natürlichkeitsfiktion und das Dopingverbot

Es gibt unterschiedliche Argumente, um das Dopingverbot im Sport zu begründen.[16] Häufig wird erklärt, Doping solle um der Natürlichkeit der sportlichen Leistung willen verboten sein. Dieses Argument scheint der Virtualisierung des menschlichen Körpers im Sport entgegen zu laufen. Deshalb soll es hier untersucht werden.

Wer mit der Natürlichkeit der sportlichen Leistung für das Dopingverbot argumentiert, behauptet, bei der Leistung, die im Sport vollbracht werde, handele es sich um eine natürliche Leistung. Sie liege in der natürlichen Leistungsfähigkeit des Menschen begründet und stehe der künstlichen Leistungssteigerung durch Doping gegenüber.[17] Nun gehört es allerdings zu den Besonderheiten sportlichen Handelns, der natürlichen Bewegung künstliche Hemmnisse entgegen zu stellen. Die sportliche Leistung liegt darin, diese Hemmnisse kunstvoll zu überwinden. Im Hochleistungssport ist dazu meist ein dreimal tägliches Training an sechs bis sieben Tagen in der Woche notwendig. Es wird sportwissenschaftlich und sportmedizinisch begleitet, erfordert durchkalkulierte Trainingsprogramme und Ernährungspläne. Ohne wissenschaftlich-technische Unterstützung wären die Spitzen-

---

16 Zur ausführlichen Diskussion der gängigen Argumente für das Dopingverbot vgl. *Brunn*: Sportethik, S. 288-297.

17 Vgl. beispielhaft *Claudia Pawlenka*: Doping im Spannungsfeld von Natürlichkeit und Künstlichkeit, in: dies. (Hg.): Sportethik. Regeln – Fairneß – Doping, Paderborn 2004, S. 293-308; *Dieter Rössner*: Doping aus kriminologischer Sicht – brauchen wir ein Anti-Dopinggesetz? In: Helmut Digel, Hans-Herrmann Dickhut (Hg.): Doping im Sport, Tübingen 2002, S. 118-135.

leistungen des Hochleistungssports nicht möglich. Wenn solche Leistungen natürlich sind, dann im Sinne einer zweiten Natürlichkeit, so wie Arnold Gehlen die Kultur als die zweite Natur des Menschen bezeichnet hat.[18] Eine Leistungsbeeinflussung durch Medikamente oder medizinische Methoden wie Eigenbluttransfusionen unterscheidet sich allerdings *nicht wesentlich* von der zweiten Natürlichkeit der sportlichen Leistung. Darum verwundert es auch nicht, dass Dopingkarrieren häufig mit sportbezogenen Diäten und der Nutzung von Nahrungsergänzungsmitteln beginnen.[19]

Gunter Gebauer nennt ein „Prinzip der Selbstbewegung“[20] als fundamentales Argument gegen Doping. Dieses Argument zielt auf die *„eigenen Möglichkeiten“*[21] des Körpers ab und vergleicht die Manipulation von Menschen durch Doping mit der Manipulation von Maschinen. Den „Maschinenmenschen“[22], der sich nicht mehr selbst bewege, sondern bewegt werde, will Gebauer aus dem Sport ausgrenzen.

Antwortend auf das ‚Prinzip der Selbstbewegung' lassen sich die Anfragen an das Natürlichkeitsargument zuspitzen: Auch wenn Dopingmittel Athleten leistungsfähiger, aggressiver und weniger schmerzempfindlich machen, so sind es immer noch die Athleten, die *sich* im sportlichen Wettkampf bewegen. Es ist nicht das Medikament oder die verbotene Methode, die menschliche Körper beim Startsignal in Bewegung setzen, sondern der jeweilige Wille der einzelnen Athleten, und sei er bedingt durch die Zwänge des Systems Hochleistungssport noch so unfrei. Doping verwandelt nicht Menschen in Maschinen. Die Maschine ist nicht mehr als eine Metapher für den im Sport funktionierenden menschlichen Körper, der die Person der Athletin oder des Athleten hinter ihre nach verobjektivierten Kriterien gemessene Leistung verschwinden lässt.

---

18 Vgl. *Arnold Gehlen*: Ein Bild vom Menschen, in: Gunter Gebauer (Hg.): Anthropologie, Leipzig 1998, S. 234-249, 240.

19 Vgl. *Mischa Kläber*: Doping im Fitness-Studio. Die Sucht nach dem perfekten Körper, Bielefeld 2010, S. 130-132 u. 261-263.

20 *Gunter Gebauer*: Welche Legitimationsquelle im Kampf gegen Doping? In: ders.: Sport in der Gesellschaft des Spektakels, Sankt Augustin 2002, S. 237-242, 240. Ohne sich auf Gebauer zu beziehen spricht auch Figura statt von Natürlichkeit von „Selbstbewegung“, vgl. *Figura*, Doping, S. 80.

21 *Gebauer*, Legitimationsquelle, S. 240.

22 Ebd.

Claudia Pawlenka differenziert in ihrer Begründung des Dopingverbots zwischen ‚natürlichem Training' und ‚künstlichem Doping'. Die Reiz-Reaktionsmuster des menschlichen Körpers benennt Pawlenka als einen Ausweis dessen, was natürlich sei.[23] Mit der Denkfigur einer „Autonomie des Wachsens" beschreibt sie durch herkömmliches Training induziertes Muskelwachstum als „*natur*wüchsig künstlich", während durch Dopingmethoden induziertes Muskelwachstum „*kunst*wüchsig künstlich" sei. Darauf aufbauend trifft sie folgende Unterscheidung: „Trainingstechniken sind *Körperoptimierungstechniken*, das heißt sie optimieren den menschlichen Körper im Rahmen der vorgegebenen Gesetzmäßigkeiten und Möglichkeiten. Dopingtechniken dagegen sind *Körpertranszendierungstechniken*, das heißt sie überwinden natürliche Grenzen durch eine gezielte Veränderung vorgefundener Strukturen und Prozesse des menschlichen Körpers."[24] Dagegen ist m.E. einzuwenden, dass auch Dopingtechniken „natürliche Grenzen" nicht beliebig überwinden können, sondern ebenfalls „vorgegebenen Gesetzmäßigkeiten und Möglichkeiten" verhaftet bleiben. Das zeigt sich häufig in Folgeschäden, die aus einer zu geringen Beachtung eben dieser Gesetzmäßigkeiten und Möglichkeiten resultieren. Auch die künstlichen Dopingtechniken sprengen also die von Pawlenka betonten Reiz-Reaktionsmuster des menschlichen Körpers nicht.[25]

Zudem ist weiterhin zu bedenken, dass fast alle Dopingmethoden ihren Ursprung in medizinischen Heilanwendungen haben. Der Unterschied, ob ein erkrankter Athlet kurative Mittel erhält, die ihn trotz seiner Erkrankung noch am Wettkampf teilnehmen lassen, weil sie seine Leistung steigern, oder ob ein gesunder Athlet die gleichen Mittel erhält, um seine Leistung zu steigern, ist marginal – aber gemäß den bisherigen Regelungen normativ. Macht das Asthma des einen Athleten, der sein Asthmamittel anmeldet,

---

23 Vgl. *Pawlenka*, Ethik, S. 91f.

24 *Pawlenka*, Ethik, S. 120; vgl. *dies.*: Doping – na und? Eine sportwissenschaftlich-philosophische Betrachtung, in: Monika C. M. Müller, Gerald Hartung, Stefan Schaede (Hg.): Sind Sie gut genug? Zur Selbstoptimierung des Menschen (Loccumer Protokolle), Rehburg-Loccum 2011, S. 83-91; *dies.*: Das Dopingverbot im Sport – eine Kontroverse im Schnittpunkt von Sportethik und Bioethik, in: Giselher Spitzer, Elk Franke (Hg.): Sport, Doping und Enhancement – Transdisziplinäre Perspektiven, Köln 2010, S. 95-103.

25 Vgl. *Pawlenka*, Ethik, S. 91f.

dessen medikamentös gesteigerte Leistung zu einer natürlichen Leistung, während der gesunde Athlet, der dasselbe Mittel illegal verwendet, keine natürliche Leistung vollbringt?

Gebauers und Pawlenkas Argumentationen zeigen exemplarisch eine *Natürlichkeitsfiktion*, die mit der Virtualisierung des menschlichen Körpers im Sport einherzugehen scheint. Während die Person der Athletin oder des Athleten hinter ihrer nach verobjektivierten Kriterien gemessenen Leistung verschwindet und oft zusätzlich mit der technizistischen Metapher der Körper-Maschine verdeckt wird, wird die sportliche Leistung einer fiktiven Natürlichkeit unterworfen. Sport als solcher ist aber ein Kulturphänomen. Was im Sport als natürlich verstanden wird, kann nur auf kulturellen Konventionen beruhen. Doch diese sind, was die Grenzen der Natürlichkeit betrifft, vage.

6. Die Bilderwelt des Sports

Bisher wurde die Virtualisierungsthematik unter dem Aspekt der Regeln des Sports beschrieben. Nun ließe sich einwenden, dass Sport hauptsächlich deshalb für verschiedene gesellschaftliche Akteure so von Interesse ist, weil er etwas zu sehen gibt. Die Personen der Athleten mögen hinter Regelwerken und Leistungsmessungen verschwinden, in den Bildern, die der Sport zu sehen gibt, sind sie jedoch gegenwärtig.

In diesem Zusammenhang gilt es zu bedenken, dass die Bilder, die der Sport zu sehen gibt, nicht ohne die Anwendung von Auswahlkriterien zustande kommen. Beispielsweise haben Geschlechterstudien über die Sportberichterstattung aus den 1980er und 1990er Jahren gezeigt, dass die Bildauswahl in den Printmedien gemäß klarer Geschlechterstereotype erfolgte: Männer wurden in dynamischen Situationen dargestellt, während bei Frauen das Portrait überwog. Dynamische Situationen in der Darstellung von Frauen wurden dann ausgewählt, wenn sie Sexualmerkmale besonders zur Darstellung bringen. Insgesamt überwog die Berichterstattung über Männersport. Das war selbst bei Leichtathletik-Meisterschaften der Fall, wo Teilnahme und Medaillenerfolg bei Männern und Frauen ausgewogen war. Wurde über Frauen berichtet, fanden weit häufiger als in Berichten über Männer Informationen über das Privatleben der Athletinnen Eingang in die Berichterstattung.[26] Da seit den 1980er und 1990er Jahren vermehrt Frauen Einzug in die Sportredaktionen gehalten haben, dürfte es lohnend sein, eine vergleichbare Studie erneut durchzuführen. M.E. werden inzwischen Frauen in vielen Printmedien beinahe ebenso häufig wie Männer in dynamischen Situationen dargestellt. Gleichwohl wird weiterhin auf ihre sexuelle Attraktivität abgehoben. Das Beispiel zeigt: Die Sportberichterstattung gibt nicht einfach Athletenkörper zu sehen, wie sie jeder und jede Zuschauende sehen würde, sondern die Bilder von Athletenkörpern, die die Sportberichterstattung zeigt, sind nach bestimmten Kriterien ausgewählt, z.B. Dynamik und sexuelle Attraktivität.

Diese Kriterien schlagen sich wiederum gelegentlich in den Regelwerken des Sports nieder. Drei Beispiele: Im Basketball wurde auf Wunsch der Fernsehanstalten der Drei-Punkte-Wurf und die 24-Sekunden-Uhr eingeführt um die Dynamik und damit die Attraktivität des Sports für Zuschauer zu steigern. Im Judo wurden aus vergleichbaren Gründen Strafen für stark defensives Kämpfen eingeführt und zudem farbige Anzüge, damit die Kämpfenden für Zuschauer besser zu unterscheiden sind.[27] Im Damen Beach Volleyball wurde anlässlich der Olympischen Spiele 2004 besonders körperbetonte Bekleidung vorgegeben, Badeanzug oder ‚Tank Top', um die Attraktivität dieses Sports für das Fernsehen zu steigern. Nach breiter Diskussion dieses Sexismus' wird inzwischen in den Bekleidungsbestimmungen nicht mehr explizit zwischen der Bekleidung für Männer und Frauen unterschieden.[28]

---

26 *Bettina Rulofs*: Konstruktion von Geschlechterdifferenzen in der Sportpresse? Eine Analyse der Presseberichte zur Leichtathletik-WM 1999, Butzbach-Griedel 2003; Ilse Hartmann-Tews, Bettina Rulofs: Sport in den Medien – ein Feld semiotischer Markierung von Geschlecht? In: Ilse Hartmann-Tews, Petra Gieß-Stüber, Marie-Luise Klein, Christa Kleindienst-Cachay, Karen Petry (Hg.): Soziale Konstruktion von Geschlecht im Sport, Opladen 2003, S. 29-68.

27 Vgl. Art. 26a sowie Appendix Article 3 - Judo Uniform (*Judogi*) in: International Judo Federation (Hg.): Refereeing Rules 2011-12, S. 6, in Bezug auf Basketball: *Robert L. Simon*: Fair Play: The Ethics of Sport, Boulder, Colorado 2004[2], S. 180.

28 Vgl. *Fédération Internationale de Volleyball (FIVB)* (Hg.): Beach Volleyball Players' Uniforms Guidelines for Olympic Games (2004), Abschnitt 2.3.1; *dies.*: Official Beach Volleyball Rules 2009-2012, 2009 (www.fivb.org), Chapter 5.11; *dies.*: Offizielle Beachvolleyball Regeln 2013-2016. Verabschiedet vom 33. Weltkongress der FIVB 2012 (www.fivb.org), S. 15 (4.3 Spielerkleidung).

Die Geschlechterforschung der vergangenen Jahre hat gezeigt, dass die Bilderwelt des Sports Geschlechterstereotype bedient. Eine ausgeprägte, athletische Muskulatur, ein breites Kreuz und breite Schultern, ein verhältnismäßig schmales Becken und kantige Gesichtszüge gelten als männlich, Schlankheit und Zartheit, ein runder Po, runder Busen, eine proportionale Symmetrie von Schultern und Becken bei schmaler Taille gelten als weiblich.[29]

Zu den stereotyp männlichen Eigenschaften, die im massenmedial vermittelten Sport reproduziert werden[30], gehören Kraft, Schnelligkeit, Kampfeswille, Mut und Härte. Zu den korrespondierenden stereotyp weiblichen Eigenschaften gehören Ästhetik, Anmut und Grazie. Zum stereotypen männlichen Rollenbild im massenmedial vermittelten Sport gehören Leistungsvergleich und am Wettbewerb orientiertes Leistungsstreben, Orientierung an Siegen und Rangordnungen, während zum stereotyp weiblichen Rollenbild im massenmedial vermittelten Sport eine Aufgabenorientierung und intrinsische Motivation gehört. Diesen Rollenbildern entsprechend bevorzugen empirischen Studien zu Folge Männer in der Masse eher Sportarten, „bei denen Leistung und Wettkampf, Durchsetzungsvermögen und Kampfeswille im Vordergrund stehen, während Frauen eher Individualsportarten bevorzugen, welche die Formung der Figur begünstigen und das Körper- und Bewegungserleben betonen.“[31]

Daran zeigt sich, wie die Virtualisierung des menschlichen Körpers in der Bilderwelt des Sports eine Rückkopplung in der Lebensgestaltung von

---

29 Vgl. *Joachim Mrazek*: Somatische Kultur, Körperkonzept und Geschlecht, in: Ilse Hartmann-Tews, Bettina Rulofs, (Hg.): Handbuch Sport und Geschlecht (Beiträge zur Lehre und Forschung im Sport 158), Schorndorf 2006, S. 78-88, 83f.

30 Vgl. *Hartmann-Tews, Rulofs*, Sport in den Medien; *Ilse Hartmann-Tews, Bettina Rulofs*: Zur sozialen Konstruktion von Geschlecht in der medialen Vermittlung von Sport, in: dies (Hg.): Handbuch Sport und Geschlecht (Beiträge zur Lehre und Forschung im Sport 158), Schorndorf 2006, S. 230-242; *Rosa Diketmüller*: Sport im Unterhaltungsfilm und die Inszenierung von Geschlechterverhältnissen, a.a.O., S. 243-250; *Rolf Geßmann*: Sport in Kinderbüchern und die Inszenierung von Geschlechterverhältnissen, a.a.O., S. 251-258.

31 Vgl. *Dorothee Alfermann*: Psychosoziale Entwicklung und ihre Bedeutung für die Geschlechterordnung im Sport, in: Ilse Hartmann-Tews, Bettina Rulofs (Hg.): Handbuch Sport und Geschlecht (Beiträge zur Lehre und Forschung im Sport 158), Schorndorf 2006, S. 68-77, S. 72f.

Menschen erzeugt. Die Virtuelle Realität der Sportmedien wirkt sich in der physischen Lebensgestaltung von Menschen aus.

7. Ethische Schlussfolgerungen

Vier ethische Schlussfolgerungen sind aus dem dargestellten Phänomen der Virtualisierung des menschlichen Körpers im Sport zu ziehen:

1. *Aufklären.* Sport gibt nicht den Menschen zu sehen, wie er „ist“, sondern konstruiert ein mit technizistischen Aspekten durchzogenes Menschenbild. In der visuellen Sportberichterstattung wird dieses Menschenbild besonders anschaulich und motiviert Menschen dazu, den eigenen Körper gemäß der virtuellen Körper der Sportdarstellungen durch spezielles Sporttreiben zu formen. Dieser Zusammenhang ist in ethischer Hinsicht dann unbedenklich, wenn er durchschaut wird. Wird er nicht durchschaut, wirkt er manipulativ und schränkt die bewusste individuelle Selbstbestimmung ein.
2. Die *Natürlichkeitsfiktion auflösen.* Werden die Zusammenhänge der Virtualisierung des Körpers im Sport durchschaut, löst sich die Natürlichkeitsfiktion auf. Was eine natürliche Leistung im Sport ist, lässt sich nicht definieren. Die Natürlichkeit des Sports ist ein kulturelles Konstrukt. Ethische Probleme, die sich aus Regelübertretungen ergeben, wie z.B. Doping, lassen sich jenseits der Natürlichkeitsfiktion klarer beschreiben. Die Bilderwelt des Sports zeigt nicht den natürlichen Menschen, sondern im Sport geformte Menschen.
3. *Regelentwicklung.* Ethische Problemlösungen für den Wettkampfsport müssen auf der Ebene der Regeln ansetzen, weil Wettkampfsport ein Regelspiel ist. Die Chancengleichheit, die durch Regelübertretungen beeinträchtigt wird, ist dabei der entscheidende ethische Wert. Chancengleichheit ist aber nie ein absoluter Wert, sondern ist immer bezogen auf klar definierte Faktoren. Diese sind im Wettkampfsport häufig Geschlecht, Anzahl der Spielerinnen oder Spieler, Körpergewicht, Ausrüstung und ähnliches sowie Verbot der Anwendung von Dopingverfahren.
4. *Ethische Leitbilder.* Die Dopingproblematik mit dem in diesem Zusammenhang anzutreffenden positivistischen Regelverständnis zeigt, wie ontologische Dimensionen des Sports zugunsten kurzfristiger Ri-

sikokalkulationen ignoriert werden. Fundamentale ethische Leitbilder fehlen oder versagen, wie die Natürlichkeitsfiktion des Sports. Ethische Leitbilder sind aus der Erfahrung abgeleitet, wobei es sich um unmittelbar erlebte oder ebenso um fremderlebte und in Text oder Bildern vermittelte Erfahrung handeln kann. Ethische Leitbilder für den Sport müssen hinreichend formal sein, um für die Regelbildung im Sport anschlussfähig zu sein. Sie dürfen keinen Natürlichkeitsfiktionen verfallen. Gleichzeitig müssen sie inhaltlich so gehaltvoll sein, dass sie einer völlig beliebigen Regelinterpretation entgegenstehen.[32] Der für das von der Aufklärung geprägte Denken grundlegende Wert der gleichen Würde aller Menschen ist ein solches Leitbild, das in der internationalen Rechtsordnung verankert ist und auch in der olympischen Charta rezipiert wird.[33]

Menschenwürde ist das einem jeden Menschen mit dem Dasein gegebene Anrecht auf Achtung als Mensch.[34] Als ethisches Leitbild schließt Achtung der Menschenwürde ein, Leben, Gesundheit und Selbstbestimmung eines jeden Menschen zu achten, Verantwortung wahrzunehmen und Gerechtigkeit zu üben. Ein am Leitbild Achtung der Menschenwürde orientierter Sport

– sollte *keine dauerhafte Schädigung von Leben und physischer wie psychischer Gesundheit* der Athleten provozieren, wie das etwa durch Dopingkuren genauso wie durch physische oder psychische Überlastung geschehen kann, sondern er sollte sportspezifischen Gesundheitsgefährdungen vorbeugen, sowohl im Training und in Wettkämpfen als auch bei der Planung von Training und Wettkämpfen.

---

32 Den ontologischen Gehalt von Leitbildern zu diskutieren, wäre ein eigenes großes Thema. Da Leitbilder der aus der Erfahrung abgeleitet werden, wohnt ihnen ein konstruktives Element inne. Daher liegt (auf der Ebene der Syntax) ein deutlicher Unterschied zwischen Leitbildern und den Werten der alten Werteethik, von denen man meinte, dass sie sich wie Ideen schauen ließen. Leitbilder gehören zur zweiten Natur des Menschen.

33 „The goal of Olympism is to place sport at the service of the harmonious development of man, with a view to promoting a peaceful society concerned with the preservation of human dignity." *International Olympic Committee*: Olympic Charta. In Force as From 11 February 2010, Lausanne 2010, S. 11.

34 Auf diese Formel bringt *Wilfried Härle* die Definition des Menschenwürdebegriffs, vgl. *ders.*: Würde. Groß vom Menschen denken, München 2010, S. 14.

- Er hat daher Regeln zu etablieren und weiterzuentwickeln, die das gewährleisten.
- Er sollte Möglichkeitsräume für *Selbstbestimmung* pflegen, damit sich Menschen mit ihrem persönlichen Sporttreiben identifizieren können und nicht unterschwellig manipuliert werden, z.B. durch Geschlechterstereotype,
- sollte *Verantwortlichkeiten* aufzeigen und zur Wahrnehmung von Verantwortung in seinen verschiedenen Handlungsbereichen ermuntern,
- sollte durch fairen Umgang der aktiv und passiv am Sport Beteiligten *gerechte Verhältnisse* fördern.[35]

8. Der epistemische Status der ethischen Schlussfolgerung

Eine der grundsätzlichen Diskussionsthesen dieses Bandes lautet: „Bioethische Phänomene sind virtualisierte Phänomene. Bioethische Prinzipien müssen daher selbst virtuell sein.“ Lässt sich diese These im Blick auf die Virtualisierung des Körpers im Sport bestätigen? Der erste Teil der These ist durch obige Ausführungen bestätigt. Zu fragen wäre, ob die bildliche Darstellung des menschlichen Körpers in der Sportberichterstattung noch eine Frage der Bioethik ist oder nicht der Medienethik. Da in der Medienethik die Virtualisierungsproblematik deutlich offensichtlicher ist als in der Bioethik, braucht diese Frage hier nicht zwingend weiter verfolgt werden. Diskussionswürdig ist der zweite Teil der These: Müssen ethische Prinzipien virtuell sein, damit sie zur Beurteilung virtualisierter Phänomene eingesetzt werden können? Dieser Teil der These scheint mir nach dem platonischen Muster zu funktionieren, dass Gleiches durch Gleiches erkannt wird. Eine Generalisierung dieses Musters sollte m.E. vorsichtig gehandhabt werden. Das Gegenüber der Virtuellen Realität ist die physische Realität. Um physische Phänomene wie die Tötung eines Menschen oder, weniger dramatisch aus dem Bereich des Sports: einen Tritt gegen das Schienenbein des Gegenspielers ethisch zu beurteilen, brauchen ethische Prinzipien selbst nicht physisch sein. Sie sind es auch nicht. Ethische Beurteilungsprinzipien oder ethische Leitbilder liegen auf einer anderen Realitätsebene als die

35 Vgl. dazu im Einzelnen *Brunn*, Sportethik, S. 231-277.

Sachverhalte, auf die sie angewandt werden. Sie sind auf die Sachverhalte verweisende und diese wertend interpretierende Zeichen.

Ich ziehe die Rede von ethischen Leitbildern der von ethischen Prinzipien vor. Ethische Leitbilder sind meist aus der Erfahrung abgeleitet. Mit ihrer Ableitung wohnt ihnen ein konstruktiver Charakter inne. Darin liegt auf der Ebene der Syntax ein deutlicher Unterschied zwischen Leitbildern und den Werten der materialen Werteethik (Max Scheler, Nicolai Hartmann), von denen man meinte, dass sie sich real fühlen oder wie Ideen schauen ließen. Bei der Diskussion um den Realitätsgehalt ethischer Prinzipien besteht die Gefahr, dass sie hauptsächlich an der binären Unterscheidung Realismus versus Konstruktivismus entlangläuft. Das wirft dann die Fragen auf: Sind die ethischen Prinzipien konstruiert oder sind sie aus der Realität gewonnen? Wenn ethische Prinzipien konstruiert sind, sind sie dann beliebig konstruierbar? – Mir ist es wichtig, dass ethische Prinzipien, seien sie nun konstruiert oder aus der Realität gewonnen, nicht beliebig sind. Sie gehören – auch in Gestalt von Werten und dargestellt in Leitbildern – zur zweiten Natur des Menschen, in der sich der Mensch, seine erste Natur interpretierend, fortentwickelt. Der Begriff der Virtualität beschreibt nur einen Teilaspekt der zweiten Natur des Menschen.

Lukas Ohly

„Playing God". Zur virtuellen Dimension einer bioethischen Metapher

Einleitung

Virtuelle Realitäten zeichnen sich durch eine Aufweichung klassischer Differenzen aus: Die Immersionskraft[1] virtueller Medien erzeugt beim Subjekt eine Unschärfe in der Frage, wofür es aktuell verantwortlich ist. Als ich Studierende in einer Vorlesung gefragt hatte, wie viele von ihnen gerade online sind, hatten sich 80 Prozent dazu bekannt. Meine Anschlussfrage, ob sie aktuell mehr verantwortungsvolle Präsenz für die Vorlesung zeigen würden oder für die Situation, in der sie gerade medial kommunizierten, erbrachte ein Ergebnis von Unklarheit: Nur vereinzelt fühlten sich die Kommilitoninnen und Kommilitonen für die Vorlesung verantwortlich; es waren aber auch nur ebenso viele, die sich für die Kommunikationssituation mit ihren aktuellen Smartphone-Partnern verantwortlich fühlten. Der große Rest wusste nicht, wie er sich entscheiden sollte. Es herrschte eine Sowohl-als-auch-Stimmung vor, die aber ebenso gut eine Weder-noch-Stimmung sein konnte. Mit virtuellen Kommunikationsmöglichkeiten werden ethische Hemmschwellen ebenso aufgebaut wie sie abgebaut werden. Dadurch bleibt nicht etwa alles beim Alten, sondern konkrete Verantwortung erodiert zugunsten einer unbestimmten Stimmung, irgendwie überall dabei sein zu müssen.

Solche Unschärfen begegnen wieder in bioethischen Diskursen: Der Unterschied zwischen Heilen und Optimieren verschwimmt ebenso wie die Dif-

1 *Clemens Breuer*: Virtualität und Fortschritt. Moraltheologische Anmerkungen zur virtuellen computergenerierten 3-D-Rekonstruktion menschlicher Embryonen; in: *Peter Roth* u.a.: Die Anwesenheit des Abwesenden. Theologische Annäherungen an Begriff und Phänomene von Virtualität; Augsburg 2000; 157-171, 158; *André Nusselder*: Interface Fantasy. A Lacanian Cyborg Ontology; Cambridge, Massachussetts London 2009, 36; *Sherry Turkle*: Alone Together. Why We Expect More from Technology and Less from Each Other; New York 2011, 285.

ferenz von Handeln und Unterlassen, von aktiver und passiver Sterbehilfe und schließlich sogar die Differenz zwischen Körper und Geist. Wenn das Gehirn die Schnittstelle von Körper und Geist ist, dann besitzt es ebenso eine Sowohl-als-auch-Struktur, die sogleich in eine Weder-noch-Struktur kippen kann. Als informationsverarbeitendes System generiert es eine Einheit, die weder der einen noch der anderen Seite zuzuschlagen ist, aber beide synthetisiert: Information ist die paradoxe hypostatische Union von zwei Naturen, die unvermischt und ungetrennt in dieser Schnittstelle zusammenliegen. Durch die „Schnittstelle" Gehirn verlieren die Differenzpole ihre klassische Bedeutung und erhalten ein Janusgesicht: Der Geist wird körperlich simulierbar, während der Körper aus dem Blickwinkel des Datentransfers betrachtet wird. Schon der Körper ist „Hardware" und „Software" zugleich: Als Repräsentation wird er selbst kopierbar. Geist und Körper werden auf diese Weise informationstheoretisch dimensional erweitert. Zugleich wird Sinn auf Information reduziert. Jenseits des Kopierbaren tritt kein Sinnereignis auf.

Im Folgenden werde ich die These vertreten, dass genau diese Unschärfen mit religiösen Skrupeln assoziiert sind, die in nahezu allen bioethischen Debatten auftreten und mit dem Stichwort „Playing God" markiert werden. In meinem Beitrag geht es also darum, ein hermeneutisches Muster von „Playing God"-Argumenten zu rekonstruieren, das auch dann valide ist, wenn es den Vertretern dieser Argumente bislang nicht bewusst gewesen ist. Bislang besteht in der Literatur eine Uneindeutigkeit über die Genese und Bedeutung des „Playing God"-Motivs in der Bioethik. Teilweise wird es auf schöpfungstheologisch inadäquate[2], säkulare[3], naturalistische[4] oder einfach emotionale[5] Abwehrreaktionen zurückgeführt. Nach meiner Interpretation bringen „Playing God"-Argumente hingegen einen wichtigen schöpfungsethischen Aspekt ein, der sich auch phänomenologisch unterstützen lässt: Sie zeigen entweder auf, wie sehr biotechnologische Möglichkeiten

---

2 *Peter Dabrock*: Playing God? Synthetic biology as a theological and ethical challange; Syst Synth. Biol 3/2009, 47–54, 51.

3 *Ted Peters*: Proleptic Ethics vs. Stop Sign Ethics: Theology and Future of Genetics; Svensk Teologisk Kvartalskrift 83/2007, 146–168, 151, 165.

4 *Willem B. Drees*: „Playing God? Yes!" Religion in the Light of Technology; Zygon 37/2002, 643–654, 652f.

5 *Drees*: „Playing God? Yes!", 651.

virtuelle Unschärfen erzeugen und damit einen Platz beanspruchen, der nur der schöpferischen Kraft Gottes vorbehalten ist. Oder sie entwerfen selbst diese Unschärfen, weil sie darin eine Vollzugsform schöpferischer Kraft zum Ausdruck bringen, die bei bioethischen Problemen angetastet wird.

Ohne meinem Beweisgang vorzugreifen, bedarf diese These doch bereits jetzt einer Erläuterung: Schöpferische Prozesse bewegen sich – mit Sören Kierkegaard[6] – auf ungegenständlichen Übergängen zwischen Möglichkeit und Wirklichkeit und fügen sich keiner statischen Logik.[7] Sie besitzen darum eine kreative Indifferenz, die sich aber nichtsdestotrotz produktiv in der Wirklichkeit niederschlägt und dort zu klaren Konturen gegenständlicher Art führt. Werden nun solche Übergänge virtuell erzeugt, so besetzen Virtualisierungstechniken eine Rolle, die Gott zukommt. „Virtuelle Realität“ bedeutet dann, dass die Wirklichkeit nur noch in den Indifferenzen der Übergänge *besteht und diese auf Dauer stellt.* Sie materialisiert damit die Indifferenz und zerstört Konturen auf der begrifflich-logischen und gegenständlichen Ebene.

Bioethische Probleme und Positionen verwischen somit auch das Verständnis von Leben, Mensch und Bewusstsein. Dabei entsteht jeweils etwas Drittes, das zwischen Sowohl-als-Auch und Weder-Noch schwankt. Dies werde ich an typischen bioethischen Problemstellungen nachzeichnen.

Dabei wird sich der erste Abschnitt ausführlicher mit neurowissenschaftlichen oder -philosophischen Beispielen beschäftigen, die virtuelle Techniken mit der Hirntätigkeit kombinieren. Daran soll deutlich werden, wie sehr bioethische Themen durch ihre Nähe zur Virtualisierung das religiöse Muster „Playing God“ affizieren. Ich werde dazu das Phänomen des religiösen Übergangs als Widerfahrenscharakter von Widerfahrnissen darstellen. Wie sehr der Widerfahrenscharakter von Widerfahrnissen in biotechnischen Problemen angetastet wird oder typischen bioethischen Argumentationsmustern zugrunde liegt, soll in einem zweiten Abschnitt vertiefter erläutert werden. Hier werde ich mich nur skizzenhaft bei einzelnen bioethischen Feldern aufhalten, um den hermeneutischen Ertrag des ersten Abschnitts

---

6 *Sören Kierkegaard*: Unwissenschaftliche Nachschrift Zweiter Teil; übersetzt v. *Hans Martin Junghans*; Düsseldorf/Köln 1958, 46.

7 *Kierkegaard*: Der Begriff Angst; hg. v. *Ernesto Grassi* unter Mitarbeit v. *Walter Hess*; übersetzt v. *Lieselotte Richter*; o.O. 1963², 16.

für andere typische Themenfelder der Bioethik anzudeuten. Mein Beitrag erschöpft sich in dieser metaethischen Darstellung, die allenfalls kurz die abschließende normativ-ethische Frage streift, ob die virtuelle Transformation von Lebens- und Menschenbildern in der Bioethik den Menschen eher gefährdet, ihm nützlich ist oder ihm schließlich gleichgültig bleiben kann, weil er „real" davon unbetroffen ist.

Menschliches Erleben und die Virtualisierung des Geistes

Google bietet seit 2014 die Brille Google-Glass zum Verkauf an: Wer sie aufsetzt, bekommt überall, wo er sich gerade aufhält, Informationen auf den Brillengläsern über die Sehenswürdigkeiten, die es gerade zu sehen gibt. Zugleich navigiert Google-Glass den Nutzer nach Interesse. Das natürliche Gesichtsfeld wird dabei virtualisiert. Die eigenen Augen bekommen eine navigierende Kommentierung.[8] Durch solche Erweiterungen von Nutzungsmöglichkeiten werden zugleich Reduktionen vorgenommen. Das Gesichtsfeld wird nämlich auf standardisierbare Wahrnehmungen reduziert. Wer eine Sehenswürdigkeit bewundern oder auf etwas sein Augenmerk richten möchte, was nicht durch Google-Glass kommentiert wird, wird geradezu vom Informationsangebot der Brille gestört. Dem menschlichen Auge werden stattdessen Reize in Aussicht gestellt, die datentechnisch verarbeitbar sind. Das Auge wird damit selbst ein Teil dieser Standardisierung. Man muss schon die Brille wieder absetzen, um den anderen Blick wiederzugewinnen. Aber das Absetzen der Brille befindet sich außerhalb des Datenhorizonts. Es ist weder informationstechnisch vorgesehen noch biotechnisch. Eine Brille ist medizintechnisch eine Prothese, für die gilt, dass sie zum Körper gehört und somit nicht „abgestellt" werden soll – allenfalls sofern der Mensch es sich leisten kann, die entsprechende *Körper*funktion „abzustellen" (etwa beim Schlafen). Wird nun in die Prothese eine Informationstechnik eingesetzt, so wird Information prothetisch in den Körper implantiert. Zwischen Mensch und Maschine verschwimmen informationstechnisch Unterschiede, die auf der begrifflichen Ebene noch vorgenommen werden. Der Mensch wird ein Bündel von Informationen.

---

8 *Miriam Meckel*: Mensch wird Maschine; DIE ZEIT 27/2012, 13.

Es ist denkbar, dass anstelle von Google-Glass ein navigierendes Implantat ins Gehirn eingesetzt wird, also ein Chip, der das Subjekt direkt im Gehirn mit allen Informationen versorgt. Das führt dann zu Zwischenwesen, die sich nicht mehr eindeutig der Ebene des Materiellen oder des Geistigen zuordnen lassen. Denn: Was geht in einem Subjekt vor, wenn die Prothese der Information in seinen Körper geschoben wird? Denkt das Subjekt die Information, die es hat? Oder hat es sie sogar, ohne dass es sie denken muss? Ist also die Information dem Subjekt verfügbar, oder ist sie etwas Unverfügbares *in ihm*?

Dieser Unterschied wird virtuell eingeebnet. Das Selbsterleben ist ab jetzt abgelöst vom eigenen Körpererleben. Im Körper kommt die Information so vor, dass das Subjekt sie auch hat, ohne dass es sie denken muss. Das heißt zum einen, dass das subjektive Selbsterleben (die subjektive Qualität) entkoppelt wird von dem, *was* das Subjekt erlebt (der Gehalt). Es heißt zum anderen, dass auch der Körper seine materielle „Härte“ verliert. Er wird durch Information ersetzt[9], also durch etwas Drittes zwischen Geist und Materie.

Die Virtuelle Realität erzeugt Anwendungsbereiche, in denen man auf solche Konstellationen trifft. Plötzlich befindet man sich auf einer dritten Ebene zwischen dem Geistigen und Materiellen, die nicht einfach das Geistige materiell manipuliert, sondern zugleich das Materielle informationstechnisch konfiguriert.

Das Subjekt bemerkt die Information, die in ihm auftaucht, ohne dass es erlebt, dass diese Information *in ihm geworden* ist. Sie ist in ihm, ohne in ihm geworden zu sein. Das Gewordensein eigenen Wissens muss aber miterlebt werden, damit es zur *Aneignung* von Information kommt.[10] Was passiert nun, wenn dieser Prozess der Aneignung übersprungen wird? Zwar wird vermutlich das Subjekt nicht erleben, dass jemand anderes in ihm denkt und es folglich kein Ich mehr ist. Vielmehr wird für das Subjekt der Unterschied zwischen angeeigneter Information und bloß vorhandener aber nicht abgerufener Information ununterscheidbar. Dem Subjekt sind auch

---

9 *Slavoj Žižek*: Körperlose Organe. Bausteine für eine Begegnung zwischen Deleuze und Lacan; Frankfurt 2005, 42.

10 *Wolfgang Hogrebe*: Metaphysik und Mantik. Die Deutungsnatur des Menschen (Systeme Orphique de Iena); Berlin 2013², 134, 148.

solche Informationen präsent, die es nicht abruft. Der Informationsfluss fließt durch das Subjekt hindurch, das die Information zwar registriert, sie aber dabei nicht aneignet.

Nach Slavoj Žižek erzeugt die Virtuelle Realität eine „leere" Subjektivität, die sich dadurch auszeichnet, dass der eigene Zugang zu sich selbst übersprungen wird.[11] Übrig bleibt ein Selbsterleben, das sich auf nichts richtet, über dessen Aneignung es sicher sein könnte. Das Ich mag sich zwar entweder so erleben, dass es die Information selbst generiert hat. Aber in diesem Fall täuscht es sich. Oder es merkt, dass in ihm etwas Sonderbares vorgeht. Aber dagegen hat es keine Steuerungsmöglichkeit: Es kann das Auftreten von Informationen nicht zurücknehmen oder hemmen. Es nimmt zwar richtig wahr, dass es nicht selbst die Information generiert, aber gerade dadurch kann es sie auch nicht als seine eigene erleben. Das Ich wird dadurch im doppelten Sinn „weltlos", eben leer: Es richtet seine Aktivität weder auf sich selbst noch auf Angeeignetes. Das subjektive Erleben wird von der Welt sowohl geistig als auch materiell entkoppelt.

Ich habe hier ein Argument Žižeks für das Beispiel des implantierten Navigationsgeräts paraphrasiert, das er selbst für ein Gedankenexperiment benutzt, wie durch Virtualisierungstechnik sogar das Verhalten eines Lebewesens manipuliert werden kann. Dabei beeinflussen Informationen das Verhalten unabhängig von den Stellungnahmen des Subjekts, d.h. ohne eine subjektive Aneignung der entsprechenden Informationen. Sie fließen auch hier durch den subjektiven Selbstvollzug durch, ohne dass sie durch ihn transformiert werden. In Žižeks Beispiel wird in das Gehirn einer Ratte ein Chip eingebaut, durch den die Ratte wie ein Spielzeugauto ferngesteuert werden kann. Žižek fragt sich nun, was in der Ratte vorgeht, wenn sie ferngesteuerte Bewegungen macht: Erlebt sie sich so, als ob sie selbst spontan die Bewegung ausführt? Oder merkt sie, dass etwas nicht stimmt?[12] Žižek belässt diese Fragen unbeantwortet, vermutlich weil er sie rhetorisch versteht. Denn die Alternative ist hier nur noch eine scheinbare. Wenn die Ratte merkt, dass etwas nicht stimmt, ist ihr Selbsterleben abgelöst von ihrem Körpererleben. Wenn sie dagegen denkt, dass sie selbst die Bewegung ausführt, täuscht sie sich. Damit ist ihr Selbsterleben abgelöst von

---

11 *Žižek*: Das Reale des Christentums, Frankfurt 2006, 28.
12 *Žižek*: Körperlose Organe, 32.

ihrem Körper. In beiden Fällen richtet sich ihr Erleben auf nichts Reales, weder geistig noch materiell Reales, sondern widerfährt „leer“. Es gibt also nichts, was ihrem Erleben entspricht. Die Differenz von Selbststeuerung und Fremdgesteuertwerden ist damit virtuell überholt. Die Leere der Subjektivität“[13] lässt sich selbst nicht reduzieren. Aber sie lässt sich auch nicht zur Information machen, weil sie leer ist.

Die drei Beispiele – Google-Glass, navigierendes Hirnimplantat, ferngesteuerte Ratte – stellen einen Zusammenhang her zwischen der virtuellen Generierung von Information, ihren biotechnologischen Konsequenzen und einem anwachsenden subjektiven Selbstentzug. In allen drei Fällen begegnet das Subjekt sich selbst als einem weltlosen Subjekt. Zwar bleibt im Fall der Google-Glass die Information noch einigermaßen weltverhaftet. Zugleich wird dabei allerdings das Gesichtsfeld ent-eignet und einem navigierenden Format unterstellt: Das Subjekt sieht nicht, was es will, sondern beugt sich dem Sichtangebot der virtuellen Informationsquelle. Seine Augen werden quasi in den virtuellen Apparat implantiert. Indem sie somit virtualisiert werden, werden sie materiell dekonstruiert.

Übrig bleibt eine Subjektivität, die von Beispiel zu Beispiel zunehmend „entleert“ wird. Sie kann in jedem Moment überrascht werden, weil sie immer weniger zum Selbsterleben beitragen kann. Ihr fehlen die angeeigneten Gehalte, die sie als Widerlager gegen die plötzlichen Eintritte der Selbstentzogenheit einsetzen könnte. Die leere Subjektivität impliziert das Erleben, seinem plötzlichen Auftreten völlig ausgeliefert zu sein. Weil das Ich nicht steuern kann, was es erlebt, erlebt es nicht nur das Ausgeliefertsein an Informationen, die es einfach überkommen, sondern auch das Ausgeliefertsein an das *Überkommen* solcher Informationen. Darin gerade besteht die leere Subjektivität: am bloßen und ungefilterten Überkommen von Informationen. Zwar widerfährt das Ich subjektivitätstheoretisch sich selbst immer schon auch als ein ihm entzogenes – darin besteht das Gefühl der „schlechthinnigen Abhängigkeit“ bei Friedrich Schleiermacher.[14] Die leere Subjektivität erfährt aber darüber hinaus auch die Welt als eine ihr entzogene. Das Subjekt ist auf sich zurückgeworfen, gerade weil es die

---

13 *Žižek*: Körperlose Organe, 31.

14 *Friedrich Schleiermacher*: Der christliche Glaube; Berlin/New York 1961 Bd. 1, 28. *Lukas Ohly*: Warum Menschen von Gott reden, 92.

Informationen, die es empfängt, nicht selbst generiert, sondern dabei einer von ihm entkoppelten Welt begegnet.

Phänomenologisch lässt sich zeigen, dass Menschen anfangen, von Gott zu reden, weil sie den *Widerfahrenscharakter von Widerfahrnissen* thematisieren.[15] Der Widerfahrenscharakter von Widerfahrnissen lässt sich dabei nicht auf gegenständliche Gehalte reduzieren. Auch Subjektivität besitzt einen Widerfahrenscharakter, weil sie sich immer auch als entzogene erfährt – also nicht erst durch die genannten Virtualisierungstechniken.[16] Durch die virtuelle Entleerung des Subjekts werden solche Anlässe jedoch auf eine absurde Weise auf ein Maximum gesteigert. Der Widerfahrenscharakter tritt nämlich umso stärker hervor, je weniger er mit einem objektiven Gehalt verbunden ist bzw. je mehr der objektive Gehalt zurücktritt. Das Ich erlebt sich – zumindest partiell – als weltlos, ohne Eingriffsmöglichkeit auf die Gehalte seiner Erlebnisse, die ihm widerfahren.

An dieser Stelle markiert das „Playing God"-Signal, dass durch die aktuellen Möglichkeiten der Informationstechnologien die Anlässe auf ein Maximum gesteigert werden, die Menschen mit Gotteserfahrungen verbinden. Die leere Subjektivität ist das Maximum an erlebter Selbstentzogenheit, in der sich ein Ich widerfährt. Und zwar widerfährt es sich so, dass es nicht einmal auf ein gegenständliches Korrelat ausweichen kann, wenn es sich erlebt. Denn dieses Selbsterleben ist weltlos. Zwar kann es sich auf die Informationsgehalte konzentrieren, die sich ihm darbieten, muss sich selbst dabei allerdings konsequent ausklammern: Die Informationsgehalte sind dann die Gehalte einer ihm fremden Welt. Dann muss es allerdings auch ausklammern, dass es sich selbst dabei widerfährt, indem *ihm* diese fremde Welt widerfährt. Die Welt ist eine Daten-Welt, in der das Subjekt nicht vorkommt, weil der Widerfahrenscharakter von Subjektivität informationstheoretisch ausgeklammert ist.

---

15 *Ohly*: Warum Menschen von Gott reden. Modelle der Gotteserfahrung; Stuttgart 2011, 25.

16 *Ohly*: Warum Menschen von Gott reden, 30; *Ders.*: Können wir autonom unser Gehirn manipulieren, bis wir jemand anderes sind? Zum Verhältnis von Neuroethik, Bewusstseinsphilosophie und Theologie; NZSTh 56/2014, 141–159, 148f.

„Playing God" markiert dabei ein dialektisches Verhältnis biotechnologischer Möglichkeiten: Sie erzeugen religiöse Anlässe, ohne sie im Gehalt zu thematisieren. Man kann sie als religiöse Offenbarungen ohne religiösen Inhalt verstehen. Die Erfahrung leerer Subjektivität verstärkt den Widerfahrenscharakter des Selbsterlebens, ohne ihn an Gehalten festmachen zu können. Denn da die Subjektivität leer ist, gibt es keine Gehalte, an denen sie sich zeigt. In der Hirnforschung wird Subjektivität folgerichtig zum „Epiphänomen" erklärt[17] und ihr phänomenologischer Charakter als nicht-evident beschrieben.[18] Die Entkopplung des Subjekts von einer Welt wertet es dabei sowohl religiös auf wie auch ab: Religiös aufgewertet wird es dadurch, dass es auf seinen puren Widerfahrenscharakter reduziert wird. Subjektivität wird pures Erscheinen ohne realen Weltkontakt. Sie ist zwar phänomenal unhintergehbar[19], aber ohne essenziellen Kern.[20] Aber genau darin besteht die Abwertung religiöser Phänomene, die jetzt im Zusammenhang mit psychischen Erkrankungen oder Wahnvorstellungen thematisiert werden.[21] Die Frage der Entstehung subjektiven Widerfahrens wird somit gerade nicht der Religion überlassen, sondern empirisch-reduktionistisch beantwortet.[22] Eine Reizung des Schläfenlappens aber auch eine Verletzung dieser Hirnregion kann dazu führen, dass Menschen religiöse Erlebnisse

---

17 *Wolfgang Detel*: Perspektiven einer Freiheitstheorie; in: *Hans-Peter Krüger* (Hg.): Hirn als Subjekt? Philosophische Grenzfragen der Neurobiologie; Berlin 2007, 349–374, 366.

18 *Thomas Metzinger*: Ganzheit, Homogenität und Zeitcodierung; in: *Ders.* (Hg): Bewußtsein. Beiträge aus der Gegenwartsphilosophie; Paderborn 2005[5], 595–633, 605.

19 *Metzinger*: Ganzheit, Homogenität und Zeitcodierung, 628.

20 *Metzinger*: Ganzheit, Homogenität und Zeitcodierung, 626; *Ders.*: Subjekt und Selbstmodell. Die Perspektive phänomenalen Bewußtseins vor dem Hintergrund einer naturalistischen Theorie mentaler Repräsentation; Paderborn 1999[2], 248.

21 *Metzinger*: Subjekt und Selbstmodell, 56, 136, 184.

22 *Patricia Smith Churchland*: Die Neurobiologie des Bewußtseins. Was können wir von ihr lernen? in: *Metzinger*: (Hg): Bewußtsein, 463-490, 464.

haben.[23] Danach gibt es etwa im Gehirn ein „Gottesmodul“[24] – beziehungsweise es tritt als Folge pathologischer Hirnzustände auf. Daraus wird gelegentlich gefolgert, „dass die Beziehung zu Gott unter dem Gesichtspunkt neuronaler Aktivität betrachtet werden soll“[25] oder eben auf diese Weise dekonstruiert wird. Somit werden religiöse Erlebnisgehalte auf ihre neuronalen Entsprechungen zurückgeführt. Subjektivität und ihre begleitenden religiösen Widerfahrensmomente gehören zwar der Realität nicht zu, aber ihre qualitativen Informationsgehalte lassen sich mit Hilfe von Realitätsmodellen erklären.

In der Künstlichen-Intelligenz-Forschung oder Robotik kehrt interessanterweise die religiöse Metaphorik wieder. Die Rhetorik spielt bewusst auf religiöse Semantiken an, um religiöse Visionen gerade durch einen wissenschaftlichen Reduktionismus selbst zu generieren.[26] Ist nämlich subjektives Selbsterleben weltlos, lässt sich aber neurowissenschaftlich sowohl erklären als auch materialistisch generieren, so kann das Subjekt dialektisch mit materialistischen Methoden von der Welt befreit werden. „Apocalyptic AI advocates see the spread of intelligent computation in cyberspace as the solution to the limits of the human body. They intend to upload human consciousness into machine bodies and permanently occupy virtual realities.”[27] Hier wird der Gottesersatz wieder religiös-emphatisch, der noch auf der Ebene der informationstheoretischen Erklärung nur zur Dekonstruktion des Religiösen diente: Das Subjekt soll hier nun von der Welt erlöst werden. Einerseits wird auf der Ebene reduktionistischer Erklärungen religionskritisch verfahren, aber dialektisch, nämlich so, dass der Widerfahrenscharakter in seiner Entweltlichung zugleich auf ein Maximum gesteigert wird. Andererseits wird auf der Ebene der Konstruktion (Künstliche-Intelligenz-Forschung) genau diese Entweltlichung als existen-

---

23 *Christina aus der Au*: Ein neues Menschenbild der Neurowissenschaften? in: *Susanne Dungs/Uwe Gerber/Eric Mührel* (Hg.): Biotechnologie in Kontexten der Sozial- und Gesundheitsberufe, 359–377, 361.

24 Ebd.; *Anne Foerst*: Von Robotern, Mensch und Gott. Künstliche Intelligenz und die existenzielle Dimension des Lebens; Göttingen 2009, 27.

25 *Aus der Au*: Ein neues Menschenbild der Neurowissenschaften?, 363.

26 *Robert M. Geraci*: Apocalyptic AI. Visions of Heaven in Robotics, Artificial Intelligence, and Virtual Reality; Oxford 2010, 37.

27 Ebd.

zielles und religiöses Ziel ausgegeben. Aus der expliziten Religionskritik der Erklärung erwächst eine emphatisch ausgegebene Wiederkehr der Religion auf der Konstruktionsebene.

Oben hatte ich die These vertreten, dass in Virtuellen Realitäten Gegensätze ins Unbestimmte verschwimmen und zur opaken Präsenz mutieren, irgendwie überall dabei zu sein. Diese opake Präsenz tritt nun auch im Playing God-Signal neurowissenschaftlicher Beiträge auf: Das Subjekt überkommt sich verstärkt, gerade weil seine Weltlosigkeit zunimmt. Der Epiphänomenalismus befreit die Welt vom Subjekt und überlässt sie fortan dem informationstheoretischen Reduktionismus. Zugleich befreit er das Subjekt von der Welt, indem er ihm ein herstellbares Jenseits in Aussicht stellt: eine Befreiung von der Welt aber mit den Mitteln einer virtuellen Welt. Hier kehrt wieder, was ich in meiner Eingangserzählung vom Hörsaal wiedergegeben hatte: Das Subjekt ist irgendwie überall zugleich, ohne aber konkret verantwortungsfähig zu sein. Sein Platz ist das weltlose Konfrontiertsein mit seinem eigenen Widerfahrenscharakter, auf das es keinen Einfluss hat, weil diese Situation der weltlosen Selbsterfahrung auf ein Maximum gesteigert ist.

Man kann sich fragen, wer eigentlich von der Befreiung der Welt vom Subjekt profitiert. Wer ist das „Subjekt“ der informationstheoretischen Welterklärung, wenn es in der Welt keine Subjekte gibt? Irgendwie muss ein Korrelat von Verantwortungsträgern in der Welt präsent sein. Aber diese Verantwortungsträger anonymisieren sich. Es gilt beides und es verschwimmt beides: das Sowohl-als-Auch und das Weder-Noch. Sowohl Religionskritik als auch Religionsersatz kippen kaum merklich in ein Weder-Noch der subjektgereinigten Weltlichkeit. Durch die leere Subjektivität entsteht in der Welt eine Verantwortung ohne Subjekte: Sowohl Verantwortung als auch Anonymität ihrer Träger. Konkret benennbar dagegen sind die Träger, wenn sie keine Verantwortung haben, weil sie in der Welt nicht mehr vorkommen: Weder Verantwortung noch Anonymität ihrer Träger. Beides, das Sowohl-als-Auch und das Weder-Noch, verschwimmt in der subjektlosen Erklärung der Welt. Hier ist die leere Subjektivität das Dritte, das virtuelle Unschärfen erzeugt.

Diese opake An- und Abwesenheit von Subjektivität in der Welt tritt in der neuroethischen Reflexion wieder auf, die damit die virtuelle Grenzaufweichung der Neurowissenschaften fortsetzt. Wie ist es ethisch zu bewerten, dass Menschen zur Optimierung ihrer Hirntätigkeit pharmazeutische Substanzen einnehmen oder sogar Computerchips in ihr Gehirn implantieren lassen? Sieht man einmal von Risiken und Nebenwirkungen ab, so wird vor allem darüber diskutiert, ob jemand das Recht hat, „nicht mehr derselbe zu sein"[28] und sich entsprechend zu manipulieren. Kann sich ein Subjekt autonom entscheiden, ein anderes Subjekt zu werden, oder ist eine solche Veränderung gerade mit einem Verlust von Autonomie verbunden? „Die zentrale ethische Frage in Bezug auf das Neuroenhancement lautet also, wie eine vertretbare Selbstmanipulation von einer problematischen, mit der Freiheit der Person nicht mehr zu vereinbarenden Manipulation des Selbst zu unterscheiden ist."[29] Entsprechend findet man in neuroethischen Beiträgen interessante dialektische Stilblüten. Mit der Begründung eines „Rechts auf Unvollkommenheit"[30] wird gefordert, „den Prozess fortschreitender Unfreiheit unter dem Appell zu Selbstverwirklichung und Vollkommenheit unterbrechen zu können."[31] Sprich: Das Subjekt bleibt nur dann es selbst, wenn es seine Selbstverwirklichung nicht optimiert.

Eine solche Argumentation rechnet mit einem „Subjekt hinter dem Subjekt". Das Subjekt wird also quasi virtuell dupliziert: Denn woran soll ich nach einer Maßnahme des Neuroenhancements merken können, dass ich ein anderer geworden bin? Wie soll ich mich mit einem Subjekt identifizieren können, das ich nicht mehr bin? Und wie soll ich schließlich daraus schließen können, dass das Subjekt, das jetzt durch ein anderes ausgetauscht worden ist, mehr Rechte hat als das aktuelle Subjekt, das durch Manipulation zustande gekommen ist? Die Figur des „Subjekts hinter dem Subjekt" enthält dieselbe Indifferenz eines Sowohl-als-Auch, die sogleich in ein Weder-Noch kippen kann: Das Subjekt ist sowohl Vollzug als auch Maßstab für den Vollzug. Nach einer Manipulation lässt sich aber zwischen beiden

28 *Jens Clausen/Oliver Müller/Sebastian Schwenzfeuer*: Neuroethik. Aktuelle Fragen im Spannungsfeld zwischen Neurowissenschaften und Ethik; ZEE 52/2008, 286–297, 290.

29 *Clausen/Müller/Schwenzfeuer*: Neuroethik, 294.

30 *Ulrich H.J. Körtner*: Psychiatrie im Kontext von Diakonie und Ökonomie; ZEE 55/2011, 119–129, 124.

31 *Henriette Krug*: „Creatio ex medicamento?". Ein Beitrag zur ethischen Diskussion um das Neuroenhancement aus christlich-anthropologischer Perspektive; ZEE 54/2010, 290–300, 299.

nicht mehr unterscheiden: Der Maßstab fällt, da sich nicht feststellen lässt, ob der Vollzug noch derselbe ist. Weder ist klar, ob der Vollzug derselbe ist, noch ist klar, welcher Maßstab dann neuroethisch gelten soll. Könnte man nicht mit derselben Denkfigur eines „Subjekts hinter dem Subjekt“ argumentieren, dass nach einer neuronalen Optimierung der Weg zurück moralisch falsch ist, weil das jetzt optimierte Subjekt sowohl Maßstab als auch Vollzug ist?

Die neuroethische Gegenposition bringt hingegen reduktionistisch in Anschlag, dass das Subjekt nur ein Epiphänomen neuronaler Repräsentationen ist. Von einer „Selbst“-Manipulation kann dann nur in dem Sinn gesprochen werden, dass das Gehirn Willensmomente generiert, um seine eigene Leistungsfähigkeit zu steigern. Maßnahmen des Neuroenhancements lassen sich also als Instrument der Selbstorganisation des Gehirns verstehen, die es ohnehin kontinuierlich leistet.[32] Das Subjekt kann nach einer Selbstmanipulation gar kein „anderes“ sein, weil es nicht einmal „etwas“ ist oder gewesen ist. Es ist ja als realer Gehalt aus der Welt ausgeschlossen. – Diese neuroethische Position erzeugt eine neue Indifferenz, nämlich die zwischen dem, was angeblich ein Teil von mir ist (z.B. natürliches Talent), und einem manipulativen Eingriff von „außen“: Eine solche Differenz wird nämlich eingeebnet, sobald auch das, was ein „Teil von mir“ ist, „auf chemischen Prozessen in meinem Gehirn basiert.“[33] „Warum sollten wir darauf verzichten, das Gerät zu verbessern, wenn wir wissen, wie es funktioniert?“[34] Es entsteht dabei eine Indifferenz, die noch in einer moralischen Sprache spricht („sollten“) und mit moralischen Agenten rechnet („wir“), die aber neurobiologisch eingeebnet worden sind. Sowohl moralisch als auch epiphänomenal! Dieser Standpunkt, der vor allem die Debatte vom unfreien Willen prägt, wird in der Neuroethik praktisch konkret. Er kippt in die Figur „Weder moralisch noch epiphänomenal“, wenn das Strafrecht dennoch aufrecht erhalten werden soll: Menschen sind zwar nicht zurechnungsfähig, aber sie *sollten* sich praktisch so behandeln, als ob sie es wären.[35]

---

32 Ähnlich *Peters*: Proleptic Ethics, 166.

33 *Žižek*: Körperlose Organe, 181.

34 *Žižek*: Körperlose Organe, 175.

35 *Reinhard Merkel*: Willensfreiheit und rechtliche Schuld – Eine strafrechtsphilosophische Untersuchung; Baden-Baden 2008, 135; *Wolfgang Prinz*: Kritik

Ich fasse diesen Abschnitt zusammen. Zwischen Virtuellen Realitäten, neurowissenschaftlichen bzw. neuroethischen Beiträgen und einer religiösen Thematik besteht ein Zusammenhang: Mit Hilfe virtueller Modellierungstechniken lässt sich das menschliche Selbsterleben von seinem Weltbezug entkoppeln. Übrig bleibt der Widerfahrenscharakter des subjektiven Erlebens, der aber computertechnologisch von der Möglichkeit abgetrennt werden kann, ins Weltgeschehen einzugreifen. Begleitet werden diese Innovationen durch materialistische Theorien des Geistes, die zudem Metaphern der Informationswissenschaften benutzen und dabei das Subjekt zu einem Epiphänomen erklären. Solche Theorien werden zunehmend mit computergestützten Experimenten vernetzt. Das Objekt der Erkenntnis wird damit selbst indifferent, weil es zum virtuellen Gegenstand der Erkenntnis mutiert. Das dabei beschriebene oder auch biotechnisch manipulierte Subjekt wird weltlos und damit in ein Jenseits weltlicher Realität abgeschoben.[36] Biotechnologische Möglichkeiten erlauben nun, genau auf dieser jenseitigen Ebene aufzurüsten und die Weltentkopplung des Subjekts als Erlösungsphantasie zu vollenden. Diese Möglichkeit wird in der bioethischen Kritik mit der Metapher „Playing God" markiert.

Nun kann man fragen, ob nicht bereits jede Theorie virtuell ist: Greift nicht jede Theorie verändernd in die Wirklichkeit ein, indem sie sie modelliert? In diesem Abschnitt habe ich gezeigt, dass virtuelle Welten Indifferenzen erzeugen, die Grenzen zwischen Realität und Illusion, Diesseits und Jenseits verschleiern und schließlich auch die Grenzen zwischen Realität und ihrer Modellierung. Das Gehirn, das neurophilosophisch modelliert wird, ist selbst Modellierungsorgan. Nach Auffassung der Neurowissenschaften modelliert es dabei ebenso, wie es modelliert wird, nämlich durch Virtualisierungstechniken des Modularisierens, Formatierens und Repräsentierens. Zwischen Explanandum und Explanans wird eine virtuelle Indifferenz aufgebaut.

Solche Indifferenzen unterscheiden Virtuelle Realitäten von Theorien. Letztere sind geradezu durch eine begriffliche Schärfe ausgezeichnet. Zwar verändern auch Theorien den menschlichen Blick auf die Wirklichkeit, ohne

des freien Willens. Bemerkungen über eine soziale Institution; Psychologische Rundschau 55/2004, 198–206, 205.

36 Zu einer analogen Indifferenz in der Künstlichen-Intelligenz-Forschung s. den Beitrag von *Jonathan Horstmann* in diesem Band.

aber dabei selbst zur Wirklichkeit zu werden, sie zu ersetzen oder von ihr ununterscheidbar zu werden. Das permanente Schillern zwischen Explanandum und Explanans zeichnet Animationstechniken aus, die Wirklichkeit simulieren, ohne dass man merkt, ob man sich im Modell befindet oder in der modellierten Wirklichkeit.

Der virtuelle Einfluss des „Playing God“ auf andere bioethische Themen

Virtuelle Ermächtigung des Widerfahrenscharakters am Erbgut des Lebens

Was passiert, wenn aus leblosen Bausteinen Zellen nachgebaut werden können, die sich selbst organisieren? Wird Leben nachgebaut oder umgekehrt auf materielle Strukturen reduziert? Pioniere der Synthetischen Biologie geben vor, das Wunder des Lebens nicht nur entschlüsselt zu haben, sondern es selbst in die Hand nehmen zu können. [37] Ihre derzeitige Top-Down-Methode, nach der die Minimalbedingungen lebendiger Strukturen gesucht und nachgebaut werden, ist aber reduktionistisch. Wieder handelt es sich um ein Sowohl-als-auch-Schema: Leben wird nachgebaut und zugleich auf die Summe lebloser Bausteine reduziert. Es kommt keine emergente Eigenschaft hinzu; Leben *besteht* vielmehr in einer digital speicherbaren Form: „DNA sequencing of a cellular genome allows storage of the genetic instructions for life as a digital file.“[38] „Playing God“ markiert hier den Übergriff auf den Widerfahrenscharakter des Lebens: Leben widerfährt nicht mehr, wenn es kausal herstellbar ist. Wer wiederum den Widerfahrenscharakter des Lebens von diesen Maßnahmen unbetroffen sieht, rekurriert darauf, dass die Synthetische Biologie bislang nur unter der Voraussetzung des Lebens Leben nachbauen konnte: Sie verlässt sich auf evolutionär erfolgreiche Bedingungen des Lebens, die sie nicht selbst reproduziert.[39] Hier kippt das

37 S. den Beitrag von *Daniel Falkner* in diesem Band.

38 *John Craig Venter u.a.*: Creation of a Bacterian Cell Control by a Chemical Synthesized Genome; Science 2/2010 Vol. 329 no. 5987 pp. 52-5 (http://www.sciencemag.org/content/329/5987/52.full, Zugriff 18.04.2014).

39 *Dabrock/Jens Ried*: Weder Schöpfer noch Plagiator. Theologisch-ethische Überlegungen zur Synthetischen Biologie zwischen Genesis und Hybris; ZEE 55/2011, 179–191, 185.

Sowohl-als-auch-Schema in ein Weder-noch-Schema: Es ist nicht das Leben selbst, das nachgebaut wird, das vielmehr unverfügbar allen Anordnungen und Produkten der Synthetischen Biologie zugrunde liegt. Demzufolge ist es auch nicht das Leben, das auf seine materiellen Strukturen reduziert wird. Synthetische Biologie hantiert mit etwas indifferent Drittem zwischen Leben und Leblosem.

Es handelt sich um eine virtuelle Indifferenz. Was auf begrifflicher Ebene auseinander liegt, wird in der synthetischen Modellierung miteinander verschmolzen. Nur wenn man den Widerfahrenscharakter des Lebens ausklammert, lässt sich Leben mit seinen Bausteinen identifizieren. Wieder wird der Widerfahrenscharakter „weltlos": Er kommt in den Modellen der Synthetischen Biologie entweder nicht mehr vor oder wird unreflektiert vorausgesetzt. Die Synthetische Biologie möchte nicht einfach Leben im Labor reproduzieren, was bereits durch Künstliche Befruchtung oder Klonen gelungen ist. Vielmehr besteht die Hoffnung der Synthetischen Biologie, den *Ursprung* des Lebens zu reproduzieren. Dieser Ursprung wird aber nicht in seinem Widerfahrenscharakter betrachtet, sondern in seiner Kausalität.

Die virtuelle Dimension der Synthetischen Biologie wurde bereits mit der Gentechnologie vorbereitet, die nämlich die Erbsubstanzen des Lebens als „Texte" versteht. Danach sind Gene nicht einfach materielle Konfigurationen, sondern eine Reihe von Buchstaben, die einen „Sinn" ergeben muss, um den Organismus zu erhalten und zu entfalten. Dieser „Text" wird aber von niemandem gelesen. Während es für Texte charakteristisch ist, dass sie ihren Sinn durch eine Sprachpraxis verdanken, funktioniert die Weitergabe von genetischen Erbsubstanzen „systemisch": Die Gene werten ihre „Informationen" nach ihren systemimmanenten Regeln aus. Ludwig Wittgenstein hätte diesen Umgang mit „Texten" eine „private Sprache" genannt, die es nicht geben kann, weil es für den solipsistischen „Leser" kein Kriterium gäbe, seine eigenen Sprachregeln wiederzuerkennen.[40] Entsprechend kritisiert Peter Janich die Metaphorik der Gentechnologie, weil sie sich gegen mögliche Widerlegungen immunisiert und jeden möglichen Irrtum a priori ausschließt.[41] Janichs Kritik ist aufschlussreich, weil sie wieder zeigt, dass in virtuellen Modellen die Grenzen zwischen Modell und Erkenntnisgegen-

40 *Ludwig Wittgenstein*: Philosophische Untersuchungen § 259.
41 *Peter Janich*: Was ist Information? Kritik einer Legende; Frankfurt 2006, 92.

stand verschwimmen. Virtuelle Modelle sind zirkulär aufgebaut: Man muss die Maßstäbe des Modells benutzen, um es zu verifizieren. Dadurch ist eine Falsifikation des Modells unmöglich. Das Modell ist „selbstreferenziell" wie sein Gegenstand: die Gene, die ebenfalls „Textautoren" wie ihre eigenen „Hermeneuten" sind.

Aber funktionieren die Ergebnisse der Biotechnologien nicht auch „real"? Lassen sich nicht wirklich Tiere gentechnisch klonen oder manipulieren? Und ist es eben nicht nur eine virtuelle Simulation, wenn die Synthetische Biologie neues Leben hervorbringt? Für die Synthetische Biologie kann man freilich sagen, dass sie den Ursprung des Lebens nicht selbst herstellt, sondern ihren Nachbau diesem Ursprung verdankt. Der Erfolg der Synthetischen Biologie beruht also auf Voraussetzungen, die sie in ihrem Modell ausklammert und der hier der Widerfahrenscharakter des Lebens genannt wird. Klammert man ihn aus, so lässt sich eben nur zirkulär behaupten, dass Synthetische Biologie den Ursprung des Lebens reproduziert. Der Anspruch der Synthetischen Biologie beruht dann auf einer virtuellen Privatsprache.

Entsprechendes lässt sich auch von der Gentechnologie sagen: Gentechniker verweisen selbst darauf, dass das Bild vom genetischen Determinismus falsch ist: Zwei genidentische Zwillinge entwickeln sich phänotypisch unterschiedlich, weil die individuelle Entwicklung eines Organismus von der Interaktion zwischen Genom und seiner Umwelt abhängt.[42] Was Gentechnik *produzieren* kann, unterscheidet sich dabei stark von dem, was Gentechnik *prognostizieren* kann. Eine gezielte gentechnische Manipulation lässt sich schwer abschätzen – ein Argument, das von Umweltschützern gegen Freilandversuche gentechnischer Pflanzen ebenso eingewendet wird wie von Ethikern gegen die Manipulation des menschlichen Erbguts. „Playing God" markiert hier die ethischen Skrupel, dass mit dem Widerfahren des Lebens allzu leichtfertig gespielt wird. Wer wiederum die Risiken mit Computersimulationen einschätzen möchte, verwechselt wieder Explanans mit Explanandum: Denn um die richtigen Daten einzugeben, die das Programm dann prüft, muss Gentechnik bereits richtig prognostizieren, welche Daten benötigt werden.

---

42 *Eliott Sober*: The Meaning od Genetic Causation; in: *Alan Buchanan* u.a.: From Chance to Choice. Genetics and Justice; Cambridge 2000, 347–370.

Virtuelle Diskussion zum Status des Embryos

Beim Embryonenschutz hält sich beharrlich das Potenzialitätsargument, um einem Embryo Menschenwürde zuzugestehen: Ein Embryo besitzt danach Menschenwürde, weil er potenziell ein Mensch ist.[43] Dieses Potenzialitätsargument ist mehrfach kritisiert und logisch widerlegt worden.[44] Warum hält es sich aber dann noch so beharrlich? Meine These lautet, dass das Potenzialitätsargument den Widerfahrenscharakter der Menschwerdung reflektiert, der durch die Virtualisierung der Bioethik verschüttet wird.

Dass die Frage nach dem Anfang des menschlichen Lebens inzwischen eine virtuelle Debatte geworden ist, dürfte einleuchten. Denn seitdem man den Beginn menschlichen Lebens von der Geburt in das vorgeburtliche Leben vorverlegt hat, ist man auf Medien angewiesen, die es repräsentieren. Schon in den Debatten um den Schwangerschaftsabbruch seit den 1980er Jahren benutzten sowohl Befürworter wie Gegner mediale Aufbereitungen des Embryos, entweder um die phänotypischen Ähnlichkeiten oder Unähnlichkeiten zum geborenen Menschen herauszustellen. Seitdem hat sich die Statusfrage des Embryos weiter molekularisiert. Das Dilemma dieser Entwicklung liegt auch hier in ihrer zirkulären Struktur: Man muss bereits davon überzeugt sein, dass die molekularisierte Erklärung die Fakten liefert, dass das Menschsein vom Embryonen eine biologische Tatsache ist oder nicht. Nur dann können die angeführten Fakten diese Tatsache bestätigen oder widerlegen.

---

43 Z.B. *Donum Vitae*. Instruktion der Kongregation für die Glaubenslehre über die Achtung vor dem beginnenden menschlichen Leben und die Würde der Fortpflanzung. Antworten auf einige aktuelle Fragen; Verlautbarungen des Apostolischen Stuhls 74, hg. Sekretariat der deutschen Bischofskonferenz Bonn 2000[5], 15. *Martin Hein*: Präimplantationsdiagnostik. Überlegungen zur Begründung ihrer Ablehnung aus evangelischer Perspektive; ZTHK 109/2012, 501–515, 510f.

44 *Gregor Damschen/Dieter Schönecker*: In dubio pro embryone. Neue Argumente zum moralischen Status menschlicher Embryonen; in: Dies. (Hg.): Der moralische Status menschlicher Embryonen. Pro und contra Spezies-, Kontinuums-, Identitäts- und Potentialitätsargument; Berlin, New York 2003, 187–267, 223–227; *Voler Gerhardt*: Der Mensch wird geboren. Kleine Apologie der Humanität; München 2001, 29; *John Harris*: Der Wert des Lebens. Eine Einführung in die medizinische Ethik; Berlin 1995, 39; *Michael Tooley*: Abtreibung und Kindstötung; in: *Anton Leist*: Um Leben und Tod. Moralische Probleme bei Abtreibung, künstlicher Befruchtung, Euthanasie und Selbstmord; Frankfurt 1990, 157–195, 177f., 182f.

Wer dieses Dilemma durchschaut, schlägt inzwischen vor, Menschenwürde nicht allein von biologischen Fakten abhängig zu machen, sondern auch von praktischen Zurechnungsregeln.[45] Allerdings ist die Entscheidung, welche Zurechnungsregeln gelten sollen, willkürlich. Ansonsten müsste sie Kriterien zur Entscheidung zugrunde legen, die sie für ihre Entscheidung erst etabliert. In diesem Fall wäre sie zirkulär und damit ebenfalls willkürlich. Solche Vorschläge besitzen eine Sowohl-als-auch-Struktur, die sogleich in eine Weder-noch-Struktur kippt: Der Embryo ist sowohl Mensch aufgrund von Entscheidungen, die ihn zum Menschen machen, als auch kein Mensch aufgrund der willkürlichen Voraussetzungen dieser Entscheidungen. Er ist weder Mensch noch kein Mensch, weil sich auf natürlicher Ebene keine Kriterien finden lassen, dies in die eine oder andere Richtung empirisch eindeutig zu entscheiden. Vielmehr wird der Embryo zu einem virtuellen Dritten.

Der Vorschlag, Menschenwürde zu einem Attributionsbegriff zu machen, ist eine Konsequenz der Virtualisierung der Entstehung des Menschen. Seitdem der Beginn des menschlichen Lebens mediatisiert verhandelt wird, entsteht eine Unentscheidbarkeit auf empirischer Ebene, die mit dem Attributionsvorschlag zu einer logisch-zirkulären Indifferenz auf der Geltungsebene führt.

Für viele Ethiker ist das eine besorgniserregende Situation. Sie befürchten, der Mensch mache sich zum Herrn über Leben und Tod, wenn es keine faktenorientierten Regeln für die Zuerkennung von Menschenwürde gibt. Mir scheint, dass der Zirkel mit dem Potenzialitätsargument auf interessante Weise vertieft wird, nämlich so, dass es zwar logisch willkürlich ist, einem Wesen Menschenwürde zuzuschreiben, bereits weil es das Potenzial besitzt, ein Mensch zu sein. Aber diese logische Willkür entspringt der Ahnung einer existenziellen Alternativlosigkeit, den Embryo zu sehen wie einen Menschen.

Da sich das Potenzialitätsargument in der Frage enthält, ab wann der Embryo ein Mensch ist, signalisiert es, dass der Beginn des Menschseins ein ungefähres Geschehen ist, dessen wir nicht ansichtig werden. Der Beginn des

45 *Johannes Fischer*: Verstehen statt Begründen. Warum es in der Ethik um mehr als nur um Handlungen geht; Stuttgart 2012, 92, 97; *Rainer Forst*: Toleranz im Konflikt. Geschichte, Gehalt und Gegenwart eines umstrittenen Begriffs; Frankfurt 2004, 613.

Menschseins wird vielmehr als Widerfahrnis erlebt, für das charakteristisch ist, dass wir es immer erst erfassen, wenn es bereits widerfahren ist. Der Widerfahrenscharakter wird uns erst nachträglich präsent und bestimmt daher die Situation retrospektiv. Das Widerfahrnis tritt durch seinen Widerfahrenscharakter auf, der aber – jedenfalls hier[46] – erst rückwirkend das Widerfahrnis auftreten lässt. Das Potenzialitätsargument macht auf diese retrospektive Relevanz des Widerfahrenscharakters aufmerksam: Sobald wir einem Menschen begegnen, wird seine vorherige Potenzialität *rückwirkend realisiert*: Er *ist* dann ein Mensch schon zu dem Zeitpunkt, an dem er es nur *potenziell* ist. Denn nicht Zeitpunkte realisieren den Beginn zum Menschsein, sondern Situationen, die auch eine unbestimmte Zeitrichtung haben.

Ähnlich argumentieren Ethiker, die das Kontinuitätsargument zugrunde legen.[47] Das Kontinuitätsargument behauptet, dass ein Embryo bereits ein Mensch ist, weil er sich kontinuierlich zum Menschen entwickelt. Auch dieses Argument enthält sich in der Frage, ab welchem Zeitpunkt die Entwicklung zum Menschen abgeschlossen ist. Phänomenologisch kann es dazu wieder den Widerfahrenscharakter von Begegnungen einbringen: Weil wir die Begegnung mit dem vorgeburtlichen menschlichem Leben als Widerfahrnis erleben (z.B. im Schwangerschaftstest, in der Ultraschalluntersuchung oder sogar nur wenn ein Paar darauf hofft, ein Kind zu bekommen[48]), ist sein Menschsein jetzt bereits aufgetreten, das es erst zu einem späteren Zeitpunkt seiner Ontogenese erreichen wird. Phänomenologisch sind solche Zeitumkehrungen im Hinblick auf den Widerfahrenscharakter von Widerfahrnissen nicht ungewöhnlich.[49]

---

46 Zu weiteren Beispielen solcher retrospektiven Bestimmungen von Widerfahrnissen durch ihren Widerfahrenscharakter s. *Ohly*: Warum Menschen von Gott reden, 37–39, 140, 162f.

47 So *Jürgen Habermas*, der dem Embryo ein wachsendes Schutzrecht einräumt, ohne klare Zäsuren erkennen zu können. Entsprechend bringt Habermas eine emotionale Sicht ein, weil auf der begrifflichen oder natürlichen Ebene keine Klarheit erreicht werden kann. Wenn über Embryonen frei verfügt wird, erzeugt dies eher ein Gefühl der Abscheu als eine moralische Empörung (*Habermas*: Die Zukunft der menschlichen Natur. Auf dem Weg zu einer liberalen Eugenik? Frankfurt a.M. 2001, 60, 72).

48 *Fischer*: Leben aus dem Geist. Zur Grundlegung christlicher Ethik; Zürich 1994, 211.

49 *Žižek*: Körperlose Organe, 155.

Aus dieser Perspektive fängt der Mensch an, Gott zu spielen, wenn er die Eigendynamik des Widerfahrenscharakters übergehen will. Potenzialität und Kontinuität sind *rückwirkende Realisierungen* des Menschseins. Wer dieses Phänomen zurückweist, konstruiert eigenmächtig Zäsuren in der Entwicklung zum Menschen. Playing God bedeutet hier: an die Stelle des Widerfahrenscharakters des Menschseins eigenmächtige kausale Ketten auszulösen.

Virtuelle Differenzen an der Grenze zum Tod

Medizinisch-praktisch hat sich die begriffliche Differenz zwischen aktiver und passiver Sterbehilfe als wenig hilfreich erwiesen. Während es theoretisch einen signifikanten moralischen Unterschied gibt, ob man jemanden tötet oder ihn sterben lässt, lässt sich dieser Unterschied medizinethisch wenig überzeugend anwenden. Bekanntlich läuft die Unterscheidung von aktiver und passiver Sterbehilfe quer zur Unterscheidung von Tun und Unterlassen.[50] Das Abschalten lebenswichtiger intensivmedizinischer Apparate setzt kausal ein Tun voraus, gilt aber nach deutschem Recht nicht als Tötung, sondern als Sterbenlassen.[51] Rechtlich und rechtsethisch gilt inzwischen eine Äquivalenz zwischen dem Nicht-Einschalten lebenswichtiger Apparate und ihrem Abschalten, obwohl der erste Fall eine Unterlassung impliziert, der zweite Fall ein Tun.

Wie kam es dazu, dass diese Differenzen inzwischen verschwimmen? Zweifellos haben die Innovationen der Intensivmedizin tragische Einzelfälle zur Konsequenz, in denen eine bloße Aufrechterhaltung lebenswichtiger Organfunktionen das Einzige ist, was manche Patienten zu erwarten haben. Sie stehen auf einer Ebene „zwischen Leben und Tod“, weil ihr Zustand unheilbar ist und sie keine Aussicht haben, ein Leben außerhalb intensivmedizinischer Betreuung führen zu können. Solche Einzelfälle haben die Sterbehilfedebatte seit den 1970er Jahren neu angeheizt, weil sie Zustände verursacht haben, die es nicht in der „Natur“ gibt. Solche nicht wünschenswerten Schwebezustände „zwischen Leben und Tod“ sind somit

---

50 *Dieter Birnbacher*: Tun und Unterlassen; Stuttgart 1995, 373.

51 Grundsätze der *Bundesärztekammer* zur ärztlichen Sterbebegleitung. Deutsches Ärzteblatt Jg. 101 Heft 19, 7. Mai 2004, A-1298–1299, 1298.

Konstruktionen der Intensivmedizin, die das Verständnis des Lebens auf die Probe stellen.

Denn wieder verschwimmen klassische Gegensätze, sogar der Gegensatz zwischen Leben und Tod.

Schwebezustände zwischen beidem hat es in der Natur nicht gegeben, sondern sie waren allenfalls religiöse Offenbarungserlebnisse von Menschen mit Nahtoderfahrungen oder von Trauernden, die dem Geist Verstorbener begegneten. Klassische Duale Leben/Tod, Tun/Unterlassen und die gegensätzlichen Arten von Sterbehilfe verschwimmen in ein Sowohl-als-Auch, das sofort in ein Weder-Noch kippen kann. Diese Schwebezustände sind zeitgleich mit der virtuellen Vermessung des Patienten entstanden, etwa mit dem Umschlag des Todeskriteriums vom Herz- zum Hirntodkriterium in den 1960er Jahren. Letzteres lässt sich nur unter starken hypothetischen Voraussetzungen und empfindlichen Messinstrumenten treffen (Elektroenzephalographie, Dopplersonographie, Angiographie)[52]. Zudem zeigt sich im Hirntodkriterium eine Ungleichzeitigkeit, weil der genaue Zeitpunkt des Hirntodes nicht ermittelt werden kann, sondern der Patient nur rückwirkend für tot erklärt wird. Damit besitzt der Hirntod eine Unschärfe, die nur durch die virtuelle Methode zu einem gehärteten Todeskriterium wird. Der Hirntod ist kein reales Ereignis, sondern ein virtueller Zustand.

Während in den Richtlinien der Bundesärztekammer zur Sterbebegleitung die Alternative von aktiver und passiver Sterbehilfe nicht mehr verwendet wird, behalten vor allem kirchliche Stellungnahmen diese Differenz bei. Die klassische Differenz bleibt hier valide, weil nicht auf die kausale Unterscheidung abgehoben wird, sondern auf die *Wahrnehmungssituation*: Alle Maßnahmen, die nicht über den Todes*zeitpunkt* verfügen, sondern aus einer Situation des *Wartens* auf den Tod veranlasst werden, haben den Charakter der passiven Sterbehilfe.[53] Die kirchlichen Verlautbarungen

---

52 Wissenschaftlicher Beirat der Bundesärztekammer: Richtlinien zur Feststellung des Hirntodes. Dritte Fortschreibung 1997 mit Ergänzungen gemäß Transplantationsgesetz (TPG) Deutsches Ärzteblatt 95, Heft 30, 24. Juli 1998, A-1861–1868.

53 Kundgebung der 9. Synode der Evangelischen Kirche in Deutschland; in: Kirchenamt der Evangelischen Kirche in Deutschland: Sterbebegleitung statt aktiver Sterbehilfe. Eine Sammlung kirchlicher Texte; Hannover 20112, 17–19, 18. Ferner: Erste Stellungnahme zum Urteil des Bundesgerichtshofes vom 25.

beschreiben dabei die Begriffe „aktiv“ und „passiv“ völlig neu, um die Differenz vor einer Bedeutungsnivellierung zu schützen, wie sie durch die virtuellen dritten Schwebezustände zwischen Leben und Tod droht. Es ist aufschlussreich, dass auch hier der Widerfahrenscharakter des Sterbens im Mittelpunkt der kirchlichen Argumentation steht.

Die Differenz zwischen aktiver und passiver Sterbehilfe ist nicht durch die begriffliche Unterscheidung von Tun und Unterlassen geprägt, sondern durch Wahrnehmung und emotionales Erleben der Situation.[54] Dabei unterlässt der passive Sterbehelfer nicht etwa kausale Handlungen, die den Sterbevorgang beschleunigen, sondern er unterlässt das Verfügen über den Todeszeitpunkt, den er vielmehr als Widerfahrnis einräumt. Passive Sterbehilfe ist in erster Linie durch eine Haltung gekennzeichnet, nämlich eine Haltung des Respekts gegenüber dem Widerfahrenscharakter des Todes. Dagegen bemächtigt sich der aktive Sterbehelfer mit seiner Haltung des Lebens eines Menschen und spielt daher Gott. Er möchte den Widerfahrenscharakter überspringen und zu einem kausalen Akt transformieren.[55]

Es ist offensichtlich, dass in diesen kirchlichen Stellungnahmen die überkommenen Begrifflichkeiten „aktiv“ und „passiv“ nichts mehr mit ihrer ursprünglichen Bedeutung zu tun haben, da sowohl die Haltung, das Widerfahrnis des Todes abzuwarten als auch den Todeszeitpunkt kausal herbeizuführen, aktive und passive Handlungsmomente umfasst. So nimmt das palliativmedizinische Engagement beim Abwarten des Todes zu, während das gezielte Herbeiführen des Todes die Ohnmachtserfahrung besiegeln kann, keine Alternativen gegen den Tod zur Verfügung zu haben. Zudem ist die kirchliche Unterscheidung von aktiv/passiv in der Sterbehilfedebatte wahrnehmungszentriert und zeigt damit selbst „virtuelle“ Züge. Weder ak-

---

Juni 2010 zum Abbruch lebenserhaltender Behandlung auf der Grundlage eines Patientenwillens (Pressemitteilung der Deutschen Bischofskonferenz); in:, 62–63, 62.

54 *Fischer*: Verstehen statt Begründen, 61.

55 Diese Haltung ist tragisch zu nennen, weil sie den Widerfahrenscharakter des Sterbens nicht wirklich ablösen kann. Denn aufgrund seiner retrospektiven Kraft kann dem aktiven Sterbehelfer die Tötung wie ein Widerfahrnis vorkommen, dem er nicht gewachsen ist. Vgl. *Ohly*: Einstellung lebenserhaltender Maßnahmen und der gemutmaßte Wille von Koma-Patienten; WzM 58/2006, 122–134, 132f.

tive noch passive Sterbehilfe sind natürliche Formen des Sterbens, sondern basieren auf einer Konstruktion, die die Wahrnehmung des Sterbens betrifft. Allerdings sind diese virtuellen Züge selbst eine Reaktion auf die Virtualisierung des Sterbens, wie sie in der Intensivmedizin zu medial messbaren Schwebezuständen geführt hat.

„Playing God" – Ein reales oder ein virtuelles Problem?

Dieser Aufsatz wollte illustrieren, dass die „Playing God"-Metapher in der Ethik auf Tendenzen der biotechnologischen Revolution reagiert, die auf der Virtualisierung des Lebens beruhen. Dabei habe ich „Playing God" auf das Phänomen bezogen, dass biotechnologisch der Widerfahrenscharakter von Widerfahrnissen heruntergespielt wird, sei es dass er virtuell ersetzt wird („leeres Subjekt" in der Hirnforschung, aktive Sterbehilfe), sei es dass er unsichtbar gemacht wird, obwohl er noch auftritt (Status des Embryos, Gentechnologie bzw. Synthetische Biologie). Lassen sich aus diesem metaethischen Befund auch normativ-ethische Konsequenzen ziehen?

Normativ ist zwischen einer Alternative zu entscheiden:

1. Entweder betrifft es nur virtuelle Wesen, dass Menschen in der Biotechnologie Gott spielen. Dann ist dieses virtuelle Spiel „real" belanglos.
2. Oder es betrifft Lebewesen real, dass sie biotechnologisch mit zunehmender Tendenz virtualisiert werden. Dann könnten hierdurch Gefahren drohen, die ethisch zu bewerten sind.

Nun habe ich in diesem Aufsatz den Widerfahrenscharakter als ungegenständliches Phänomen dargestellt. Durch ihn treten Widerfahrnisse hervor, ohne dass er selbst ein Widerfahrnis mit gegenständlicher Qualität ist. Insofern ist der Widerfahrenscharakter selbst nicht „real", sondern *realisierend*. Er besitzt selbst eine Unbestimmtheit, die hier als virtuelle Indifferenz aufgefallen ist. Ilona Nord hat dementsprechend den Übergang von der Möglichkeit zur Wirklichkeit im Anschluss an Sören Kierkegaard als die Schöpferkraft Gottes dargestellt, die sich ebenso in der Virtualität zeige.[56]

---

56 *Ilona Nord*: Realitäten des Glaubens. Zur virtuellen Dimension christlicher Religiosität; Berlin u.a. 2008, 94.

Bioethische Probleme, die sich mit einer anhaltenden Indifferenz beschäftigen müssen, befinden sich in einem auf Dauer gestellten Übergang.[57] Sie erzeugen damit moralische Unverbindlichkeiten, existenzielle Orientierungsschwächen und begriffliche Unschärfen. Das Ausweichen auf prozeduralistische Ethik-Konzepte, die ethische Klarheit allein von Vereinbarungen abhängig machen, die aber in einem dauerhaft fließenden Diskurs eingebettet bleiben, ist ein Symptom für dieses anhaltende Problem bioethischer Indifferenz. Dabei müssen sie sogar die Autonomie des Patienten als „mutmaßlichen Willen" virtuell konstruieren, wenn diese nicht mehr real ist.[58] Playing God spielt sich auf dieser Ebene ab, auf der der Widerfahrenscharakter virtuelle Übergangswelten schafft, die auf Dauer gehalten werden aber indifferent sind.

Für Lebewesen aus Fleisch und Blut bleiben solche dauerhaften Übergangsbereiche nicht ohne Folgen für ihre „reale" Leiblichkeit.[59] Das auf Dauer gestellte Widerfahren von Indifferenz hat Resonanz für das reale Leben. Denn in einer Welt, in der Leben und Tod existenzielle Gegensätze sind, kann Indifferenz nur das Spiel gut situierter Eliten sein.

---

57 *Habermas*: Faktizität und Geltung; Frankfurt a.M. 1992, 56.

58 *Ohly*: Problems of Bioethics; Frankfurt 2012, 146f.; *Ders.*: Sterbehilfe: Menschenwürde zwischen Himmel und Erde; Stuttgart 2002, 299.

59 Es sei hier nur am Rande bemerkt, dass im christlichen Glauben die Indifferenz des kreativen Übergangs immer distinkte Wirklichkeiten erzeugt hat. Der christliche Glaube hat sich deshalb vor einer Virtualisierung von Religion bewahrt. Dazu wurde der „irreale aber realisierende" Widerfahrenscharakter immer an reale Gegenständlichkeiten gebunden, namhaft an die Geschichte Israels und an die Person Jesus von Nazareth. S. hierzu *Ohly*: Was Jesus mit uns verbindet. Eine Christologie; Leipzig 2013, 26f.

Michaela Hoffmann

Kindeswunschbehandlung mit den Augen des Kindes – Das virtuelle Kind in der Reproduktionsmedizin

In der Kindeswunschbehandlung scheint es nur zwei Parteien zu geben, die Eltern und den Reproduktionsmediziner. Erst die Klage von Sarah P. (2013) über die Bekanntgabe ihres genetischen Vaters hat die Sichtweise, die Bedürfnisse der Kinder in den Vordergrund gerückt.[1] Diese Bedürfnisse der Kinder werden meiner Ansicht nach bei den ethischen Entscheidungen vor einer Kindeswunschbehandlung nicht genügend berücksichtigt.[2]

Es wird der Blick zu viel auf das durch Reproduktionsmedizin behebbare Leiden der Eltern gelegt, wenn ungewollte Kinderlosigkeit als Zustand elementaren Mangels und Identitätsverlustes geltend gemacht wird, wie es schon im Alten Testament bei den Ehefrauen Abrahams auftritt. Die daraus entstehenden schmerzlichen Gefühle sind aber durch die Sterilitätsbehandlung nicht gelöscht[3], stehen auch weiterhin in der späteren Eltern-Kind-Beziehung im Hintergrund. Ich versuche, die Stellung des virtuellen Kindes zu verdeutlichen, und dann aus einer Position der advokatorischen Ethik seine Interessen zu vertreten. Im Interesse des virtuellen Kindes plädiere ich für eine verbindliche, institutsferne Beratung, zum einen über Risiken und

1 Kalifornien erlaubt mit dem identity-release-program seit 1983, dass Kinder ihren genetischen Vater kennenlernen (www.thespermbankofca.org, eingesehen 18.7.2014)

2 Kundgebung der Synode der EKD, 1987, Berlin, Zur Achtung vor dem Leben - Maßstäbe für Gentechnik und Fortpflanzungsmedizin: „Kinder sind Gabe und Aufgabe. Sie brauchen eine behütete Kindheit. Aber es gibt keinen Anspruch auf Kinder. Wenn mit Mitteln der extrakorporalen Befruchtung ein Kindeswunsch verwirklicht werden soll, der sonst unerfüllt bliebe, ist auch zu bedenken, ob das Wohl des Kindes gesichert sein wird. Die Synode appelliert an den Gesetzgeber, auf dem Gebiet der Fortpflanzungsmedizin rechtliche Regelungen zu treffen, die das Wohl des Kindes berücksichtigen."

3 *Berger, Margarete*: Klinische Erfahrungen mit späten Müttern und ihrem Wunschkind, in Praxis der Kinderpsychologie und Kinderpsychiatrie, 38 (1989) 1, S.16–24.

medizinische Auswirkungen der assistierten Behandlung, als auch eine psychologische/psychotherapeutische Beratung über die Schwierigkeiten, die für die Familie insgesamt, und dann jedes Mitglied der Familie entstehen, eine Beratung über Menschenbild und Identität.

Entstehung außerhalb des Uterus versus natürliche Zeugung

Was unterscheidet eine Zeugung im Rahmen einer Kindeswunschbehandlung von einer natürlichen Zeugung?

Viele Eltern fragen sich: Wollen wir ein Kind? Wann wollen wir ein Kind? So werden viele Kinder geplant, viele kommen dennoch ungeplant, manche auch ungewünscht, manche sind einfach da. In der Kinderwunschbehandlung gibt es aber nicht nur die Eltern, sondern auch noch als Gegenüber den Reproduktionsmediziner. Diese Parteien entscheiden über das Leben eines neuen Menschen, eines Menschen, nach dessen Wünschen sie nicht fragen (können). Sie müssten ihn fragen, ob er will, dass für seine Zeugung seine Eltern sehr viel Geld ausgeben, ihn kaufen, ob er als Produkt in einem zum Teil jahrelangen zermürbenden Prozess entstehen will. In diesem Prozess werden seine Eltern immer älter, kämpfen seine Eltern immer, bis zu seinem Erwachsensein, mit Ängsten, ob er behindert sein wird; in diesem Prozess kann er vielleicht nur überleben, weil man andere Kinder einer Mehrlingsschwangerschaft neben ihm im Mutterleib getötet hat; in diesem Prozess soll er seine Eltern für alle ihre Anstrengungen entschädigen durch wie auch immer definierten Erfolg.

Welch eine seelische Belastung diese Bedingungen für das Kind ein Leben lang bedeuten, wird nicht genügend in die Waagschale geworfen, oder gegenüber dem Leitbild der Machbarkeit der Kindeswunschbehandlung vernachlässigt. Diese Machbarkeit wird als höchster Wert in diesem Zusammenhang verstanden, gibt dem Reproduktionsmediziner den Status eines Schöpfers, unterstützt vom alten Bild der ‚Halbgötter in Weiß'.

Ein Wechselbad von Gefühlen von Hoffnung und Desillusionierung begleitet die Eltern in einer langen Wartezeit auf ihr Kind und erfordert eine psychische Bewältigung des medizinischen Procederes mit all seinen Risiken. Dies können Eltern durch zielgerichtetes Handeln, das ihre Ambivalenz überdecken soll, verleugnen. Auch die Idealisierung von Elternschaft bzw. Mutterschaft belastet dann die reale Beziehung zu Partner und Kind.

Warum dennoch ein Kind?

Im Folgenden beziehe ich mich auf Margarete Berger[4], die Freud (1914) zitiert: „Der heikelste Punkt des narzisstischen Systems, die von der Realität hart bedrängte Unsterblichkeit des Ichs, hat ihre Sicherung in der Zuflucht zum Kind gewonnen." Freud weist auf die Gefahren des Kinderwunsches hin, die uns bei Eltern-Kind-Beziehungsstörungen besonders beschäftigen: Die Neigung von Vätern und Müttern, ihr Kind – oft gilt es ausdrücklich als Wunschkind – wie eine Verkörperung ihrer eigenen narzisstischen Wünsche und infantilen Sehnsüchte zu erleben. Unter solchen Umständen sehen Eltern vieles in ihr Kind hinein und übersehen dabei das wirkliche Kind, das nicht als separates Objekt erfahren werden kann. Die Fähigkeit zum Verzicht auf die imaginären Aspekte des Wunschkindes – wozu das reale Kind beiträgt (Winnicott 1976) – stellt deshalb eine ganz wesentliche Errungenschaft im Entwicklungsprozess zum Erwachsensein und zur Elternschaft dar.

Während die späten Mütter ihre Mutterrolle ausgesprochen idealisierten, wirkten sie gleichzeitig anhaltend schwer geängstigt, als Mutter zu versagen. Die meisten Mütter haben auf mich (M.B.) den Eindruck gemacht, als stelle ihr Kind für sie eine anhaltende Gefahr dar, die Kontrolle sowohl über das Ausmaß ihrer eigenen symbiotischen Bedürfnisse als auch über ihre eigenen frustrationsbedingt aufschießenden feindseligen Impulse zu verlieren.

Aus dem Gedanken einer letzten Chance heraus wurde deutlich, dass das Kind dann für die Mütter nicht nur ihre wichtigste, sondern auch ihre einzige Lebensperspektive darstellte, weswegen sie alles, was den Status quo der Mutter-Kind-Beziehung bedrohte, so auch wachsende Individuationsneigungen des Kindes, als eine gleichsam tödliche Bedrohung für sich fürchteten.

Haben diese Mütter nicht unbewusst einen Gewinn, wenn ihr Kind mehr Fürsorge braucht und sich nicht ablösen kann? Hier müssen aber die kindlichen Interessen nach Individuation mit den mütterlichen Interessen abgeglichen werden. Alle Mütter/Eltern müssen auf ihre Traumvorstellungen und Märchenbilder zugunsten des realen Kindes verzichten.

---

4 *Berger*: Klinische Erfahrungen mit späten Müttern und ihrem Wunschkind, ebd.

Abwehr gegen die mütterlichen Übergriffe, narzisstische Wünsche zu erfüllen, führt (beim Kind (M.H.)) zu einer frühen Ich-Überforderung und Ich-Verzerrung (Winnicott 1984). Die symbiotische Förderung der Mütter hatte bei den Kindern jeden Alters zu Persönlichkeitsentwicklungen geführt, die einer gefesselten, reduzierten und vor allem geschlechtslosen Pseudoindividualität entsprachen. Sie hatten sich im Spiegel des mütterlichen Blicks nie als die Person, die sie waren, erkennen können und jede Phase ihrer Entwicklung war vom mütterlichen Mangel an Empathie und von dem Gefühl, es der Mutter nicht recht machen zu können, gezeichnet. Gegen den Mangel an emotionaler Zuwendung bzw. gegen die Angst, abgewiesen zu werden, schützen sie sich durch Tüchtigkeit und Unabhängigkeit. Gelebte Sexualität konfrontiert mit infantil-inzestuösen Wünschen an den Vater.[5] So können ‚späte Kinder als Talisman gegen die Angst vor dem Alter' verstanden werden (sie halten lebendig, verschieben Generationengrenzen, M.H.).

Die reproduktionsmedizinischen Behandlungsmethoden tragen auch nicht ursächlich zu einer unrealistischen und wenig kindorientierten Erwartung an das Wunschkind bei, sondern bestärken allenfalls eine allgemeine, für die Eltern-Kind-Beziehung charakteristische Neigung zur Parentifizierung, also zum Prozess, dass Kinder die Elternrolle einnehmen und nicht in der Kindrolle sein dürfen,' und zur Vernachlässigung der Subjektivität des Kindes innerhalb der postmodernen Kleinfamilie (Gloger-Tippelt 1993).[6]

Der Reproduktionsmediziner sieht es nicht als seine Aufgabe an zu fragen, ob diese Eltern geeignet sind für die Elternschaft. Er kann sich darauf berufen, dass bei der natürlichen Zeugung auch niemand nach der Eignung der Eltern fragt. Schon eine Untersuchung von Margarete Berger[7] aus den

5 Nach Freuds Theorie wünscht sich ein Mädchen eine Beziehung zum Vater, wie die Mutter sie hat, und muss in dieser Hinsicht vom Vater enttäuscht werden. Je unsicher Kinder gebunden sind, um so schwieriger ist für sie die Verarbeitung dieser Frustration.

6 *Berger*: Zur Entwicklung von Kindern nach Reproduktionsmedizinischer Behandlung ihrer Eltern, in: Praxis der Kinderpsychologie und Kinderpsychiatrie 42 (1993) 10, S.368-373

7 *Berger*: Zur Entwicklung von Kindern nach reproduktionsmedizinischer Behandlung ihrer Eltern, ebd.

90er Jahren zeigte, dass viele Eltern, die sich einer Kindeswunschbehandlung unterziehen wollten, psychisch auffällig waren[8].

Diese jahrelange Behandlung mit allen Aufs und Abs gibt einer Partnerschaft ein Ziel, schweißt die Eltern in einem zum Teil doch nur vermeintlich gemeinsamen Interesse zusammen. Da Kinderlosigkeit mal durch den einen, mal durch den anderen, seltener auch durch das ungünstige Zusammentreffen zweier reproduktionstechnisch unpassender Partner verursacht ist, spielen auch immer Schuldgefühle des Verursachers eine große Rolle. Diese Schuldgefühle werden durch die Kindeswunschbehandlung, die von einem ‚Es ist dennoch machbar' lebt, beseitigt, ersetzt durch ein grandioses Gefühl der Macht (der Potenz?): Wir haben alles dafür getan, dass es dich gibt. Daraus resultiert für die Eltern (unbewusst) ein Anspruch auf Dankbarkeit, den das Kind erfüllen muss, dadurch, dass es hübsch, lieb, intelligent, leicht zu erziehen ist. Es weiß aber erst einmal gar nichts, von diesem (unbewussten) Auftrag, konnte diese Aufgabe nicht frei wählen. Das Kind kann sich nicht dem Risiko des Scheiterns stellen, wenn es von der Aufgabe nichts weiß oder wenn es damit überfordert ist. Wenn das Ziel, Wir produzieren ein Kind, erreicht ist, kann das Verbindende der Partnerschaft verloren gegangen sein, wie die erhöhte Scheidungsrate bei diesen Ehen vermuten lässt[9]. Kann Grund für eine höhere Scheidungsrate nicht sein, dass der unbewusste Wunsch, nicht Eltern sein zu können/wollen, sich einen neuen Weg sucht? G. Amendt[10] spricht von Beziehungsstörungen der Partner; und zwar solchen, die sich aus der nicht eingelösten Zeugungsabsicht ergeben. „Es wäre also ein Unterschied, ein Kind zu haben und eines gezeugt zu haben. Elternschaft hätte dann etwas mit zeugender Sexualität zu tun und nicht mit der Verfügbarkeit eines Kindes. Kinderwunsch ist eine komplexe psychische Konstellation, durch psychische Bedürfnisse geprägt, die lebens-

---

8 Dagegen führt Wischmann an, dass nach Studien ungewollt kinderlose Paare nicht auffälliger seien als andere (*Tewes Wischmann*: Psychosoziale Aspekte von Fertilitätsstörungen. Ihre Relevanz für die Finanzierung von Kinderwunschbehandlungen, S.25 in: *Oliver Rauprich/Jochen Vollmann* (Hg.) Die Kosten des Kinderwunsches. Interdisziplinäre Perspektiven zur Finanzierung reproduktionsmedizinischer Behandlungen, Berlin 2012) Aus meinen psychotherapeutischen Erfahrungen heraus vertrete ich die Auffassung von Berger.

9 Persönliche Mitteilung Margarete Berger.

10 *Gerhard Amendt*: Der neue Klapperstorch, Herbstein 1986, S.109.

geschichtlich entstanden sind, in jedem Menschen als Teil seiner psychischen Entwicklung hervorgebracht."

Diesen Unterschied zwischen zeugender Sexualität und Verfügbarkeit machen wir in einem anderen Fall mit dem Wort ‚Adoptiveltern' deutlich. Eltern in einem reproduktionsmedizinischen Prozess, vor allem, wenn sie die Entstehung verheimlichen, benutzen das Bild einer zeugenden Sexualität, um den Gedanken zu vermeiden, dass ihnen das Kind von einem Reproduktionsmediziner zur Verfügung gestellt worden ist (z.B. als befruchtete Eizelle).

Christine Hölzle[11] vertritt in einer Studie über die psychischen Folgen von IVF-Behandlungen die These, dass die Reproduktionsmedizin eine konstruktive Bewältigung der mit der ungewollten Kinderlosigkeit zusammenhängenden Konflikte, Depressionen oder Partnerprobleme für Frauen eher erschwert als ermöglicht. So wird etwa die aus Ohnmacht, Wut und Scham genährte „Messiasphantasie" (Stauber), die Sehnsucht nach dem Kind als Erlöser, häufig durch mangelhafte Informationen über Verlauf und Erfolgsaussichten der Behandlungen verstärkt.[12]

Schon in den Anfängen der Reproduktionsmedizin gab es Überlegungen, dass alle reproduktionswilligen Paare sich einer psychosozialen Beratung oder Psychotherapie zur Klärung ihrer Motivationslage, ihrer bewussten und unbewussten Wünsche und daraus resultierender Verantwortungen, unterziehen sollten. Weniger dezidiert sprach die Bundesärztekammer von Beratungsangeboten.[13] Dies entsprach aber nicht dem Impetus der Repro-

---

11 Zitiert nach: *Eva Pelkner*: Gott – Gene – Gebärmütter. Anthropologie und Frauenbild in der evangelischen Ethik zur Fortpflanzungsmedizin, Gütersloh 2001, S. 60.

12 *Rauprich/Vollmann* (Hg.): Die Kosten des Kinderwunsches, S.28 Zusätzliche Belastung durch Mehrlinge: Mehrlingskinder neigen vermehrt zu Verhaltens- und Sprachentwicklungsstörungen, und Mehrlingsmütter haben ein signifikant höheres Risiko, Depressionen zu entwickeln. Zudem trennen sich Mehrlingseltern häufiger als Eltern von Einlingen und Zwillingen.

13 Deutsches Ärzteblatt, Jg. 103, Heft 20, 19. Mai 2006, Bekanntmachungen: Vorstand der Bundesärztekammer, 17. Februar 2006, (Muster-)Richtlinie zur Durchführung der assistierten Reproduktion, – Novelle 2006 –A1392ff., 3.2.4.: „Aspekte der behandlungsunabhängigen Beratung: Unabhängig von dieser Art der Information, Aufklärung und Beratung muss die behandelnde Ärztin/der behandelnde Arzt dem Paar die Möglichkeit einer behandlungsunabhängigen ärztlichen Beratung empfehlen und auf die Möglichkeit einer psychosozialen

duktionsmediziner und auch nicht dem der potentiellen Eltern. Wer will nachher zu dem Schluss kommen, dass er lieber keine Kinder haben sollte? Warum sollten Eltern im Rahmen der Kindeswunschbehandlung verantwortlicher sein als andere Eltern?[14]

Eltern, die sich für assistierte Reproduktion entscheiden, tragen mehr Verantwortung, weil sie ihrem Kind auch mehr an psychischer Verarbeitung abverlangen, die durch eine unklare Entstehungssituation und eine Verunsicherung während der ganzen Entwicklungszeit entsteht. Vielleicht auch deshalb, weil wir für alle Dinge, die wir mit Geld erwerben, Verantwortung tragen. Der Gedanke, „Ein Kind als Geschenk“ tritt noch mehr in den Hintergrund. Bei jeder Form von Planung trägt der Mensch mehr Verantwortung als bei der Wirklichwerdung eines Wunsches, wo man sich viel mehr einem Zufall, einem Schicksal gegenüber sieht. Ein Kind widerfährt bei seiner Entstehung. Wir können es vielleicht wünschen, dass es entsteht. Wir können die Voraussetzungen für seine Entstehung schaffen. Bis hierhin können die Reproduktionsmediziner wörtlich zustimmen. Was aber ihr Eingreifen unterscheidet, ist, dass sie dieses zufällige Widerfahren ersetzen durch ein planvolles, wiederholbares Handeln, bei dem sie die Entscheidung treffen, welche befruchtete Eizelle sie einsetzen und wie viele.

Aber Ziel einer psychotherapeutischen Beratung sollte es auch sein, der Gefühlswelt der Eltern einen geeigneten Freiraum zu ermöglichen.

Die (übliche) Ambivalenz, die Eltern ihren Kindern gegenüber haben, das heißt, dass sie neben der Liebe, die sie für ihr Kind empfinden, es auch in einzelnen Momenten ablehnen, hat weniger Raum bei Eltern mit assistierter Empfängnis, verengt damit ihren emotionalen Spielraum.

Inwieweit unerfüllter Kinderwunsch als Krankheit, die durch das Kind behoben wird, zu verstehen ist, wird nicht mehr diskutiert Dabei tut er nicht körperlich weh, sondern stellt eine seelische Belastung dar, wird durch IVF

Beratung hinweisen. Die regelmäßige Kooperation mit einer Humangenetikerin/einem Humangenetiker und einer ärztlichen oder Psychologischen Psychotherapeutin/einem Psychotherapeuten muss gewährleistet sein. Es empfiehlt sich weiterhin eine Kooperation mit einer psychosozialen Beratungsstelle.“

14 *Rauprich,/Vollmann* (Hg.): Die Kosten des Kinderwunsches, S. 29. Von 1300 Frauen in reproduktionsmedizinischer Behandlung haben nur 14% Beratung in Anspruch genommen. 90% Frauen einer australischen Studie wünschen eine fortlaufende psychosoziale Beratung.

nicht wirklich behoben, sondern die Auseinandersetzung damit wird versucht zu verdrängen, obwohl sie mit jedem Blick auf das Kind aktualisiert wird. „Die Unterwerfung des reparaturbedürftig und unweiblich empfundenen Körpers unter das „therapeutische Regime“ bewirkt bei der Frau häufig eine vollständige Aufgabe der Kontrolle, den Verlust des Selbstwertgefühls sowie erneute Empfindungen der Ohnmacht, Scham, Entwürdigung.“ [15]

Das virtuelle Kind

Die Entscheidungen, die von den Eltern und dem Reproduktionsmediziner in diesem Zusammenhang getroffen werden, die Entscheidungen über das virtuelle Kind, sind Entscheidungen im virtuellen Raum. (Gerade dadurch, dass wir es im Internet gewöhnt sind, uns im virtuellen Raum zu bewegen, haben wir eine Virtuelle Realität von uns selbst geschaffen, sind mit ihr irgendwie identisch, empfinden den virtuellen Raum, in dem wir uns zusammen mit anderen bewegen, damit als quasi real. In diesem virtuellen Raum werden wir dazu verleitet, eine Virtuelle Realität von uns selbst zu schaffen, haben wir echte Gefühle, die wir glauben, mit anderen zu teilen. In der realen Welt denkt jeder als einzelner über seine Möglichkeiten nach, bleiben wir wir selbst, wenn wir unsere Entscheidungen aus den Möglichkeiten treffen.) Dieser virtuelle Raum schafft den Rahmen, in dem Eltern psychisch auf ihr Kind reagieren.

Die Realität ist, *die Eltern sind unfruchtbar*. Die Virtuelle Realität ‚*wir sind Eltern mit Kind*‘ führt zu emotionalen und medizinischen Reaktionen, leitet ihre Wünsche und Handlungen, und wird mit dem realen Entstehen des Kindes zu einer ‚wahren’ Realität. Die Beschäftigung in diesem virtuellen Raum ermöglicht es, eine umfassende alternative Realität zu schaffen. Wer schafft denn den virtuellen Raum? Der Arzt mit seinem reproduktionsmedizinischen Angebot oder die Eltern oder in einem unscharfen Prozess beide Seiten gemeinsam?

Leben die Eltern nicht in zwei Welten, eine, in der sie durch die Geburt des Kindes ‚fruchtbar‘ sind, eine, in der sie weiterhin unfruchtbar sind?

15 *Pelkner*: Gott – Gene – Gebärmütter, S. 61.

Spiegeln sich in den oben genannten Schwierigkeiten, das Kind als reales Kind wahrzunehmen, nicht die vorher entwickelten Vorstellungen über das virtuelle Kind?

Familiengeheimnis

Einen virtuellen Raum stellt auch das Familiengeheimnis dar, in dem das Kind aufwächst. Damit kann man unterschiedlich umgehen: Die Eltern können entscheiden, dass, wann und wie sie die Herkunft ihrem Kind aufdecken. Die Aufdeckung des Familiengeheimnisses fällt den Eltern so schwer, weil sie mit all ihren Beweggründen für ihre Entscheidung zur Reproduktionsmedizin konfrontiert werden. Diese Aufdeckung ist schambesetzt und die Eltern befürchten, sich ihrem Kind gegenüber rechtfertigen zu müssen für ihre Entscheidung. Dennoch schafft das Familiengeheimnis, das mehrere Menschen teilen, einen gemeinsamen virtuellen Raum, in dem sie agieren, ihre Gefühle erleben. Die Schwierigkeiten, den rechten Zeitpunkt für ein aufdeckendes Gespräch zu finden, spiegeln die ambivalenten Gefühle der Eltern um die Entstehung.

Manchmal erahnt ein Kind seine Herkunft selbst wie aus Puzzlestücken, hat aber durch die Sprachlosigkeit der Eltern zu dem Thema erfahren, dass es keinen gemeinsamen Raum dafür gibt, das es einen Konflikt an die Oberfläche bringt, wenn es darüber spricht. In Liebe und Loyalität zu den Eltern kann es darauf verzichten, auf Kosten seiner eigenen unklaren Identität. Eine weitere Möglichkeit ist, dass die Herkunft nie aufgedeckt wird, aber als ungreifbare, auf das Kind wirkende Realität erfahren wird. Aber das Familiengeheimnis schweißt auch zusammen, der Umgang damit ist ein Gradmesser für die Qualität der familiären Beziehung.[16]

Sexualität und Identität

Ich möchte auch noch die Frage aufwerfen, welches Bild von Sexualität dem Kind vermittelt wird, wenn Sexualität und Fortpflanzung entkoppelt werden. Oder allgemeiner: Welches Menschenbild wird dem Kind in diesem Procedere vermittelt? „Die Einheit von Zeugung und Sexualität wird

16 *Berger*: Zur Entwicklung von Kindern nach Reproduktionsmedizinischer Behandlung ihrer Eltern, ebd.

infrage gestellt. Für die Erwachsenen lässt sich zwar festlegen, wer glaubt, die Eltern zu sein, für das Kind wird diese Konfusion jedoch zu einer lebensgeschichtlich schwer auflösbaren Ursprungssuche. Die Einheit von libidinöser Zuneigung und Elternschaft wird aufgelöst. Obwohl diese Einheit keine ideale Identitätsbildung von Kindern verbürgt, so stellt sie doch einen Rahmen dar, in dem die Identitätsbildung stattfinden kann.“ [17]

Der Ausdruck ‚In Liebe entstanden‘, der sicher nicht auf jede, aber doch möglichst viele Zeugungen zutrifft, passt für mich nicht zu einem reproduktionsmedizinischen Prozess. Auch wenn wir immer mehr Erkenntnisse über die Entstehung des Menschen haben, bleibt es für uns dennoch auf einer anderen Ebene ein Wunder, das wir entstanden sind. Zur Erklärung dieses Wunders sind Mythen und Religionen entstanden.

Kinder werden durch die Reproduktionsmedizin in eine die Identitätsbildung erschwerende Umwelt hineingeboren, häufig mit peri- und postnatalen Problemen, die ihnen zusätzlich die Ausbildung einer stabilen Identität erschweren. Später steht dann nicht „die Hervorbringung der Kinder im Mittelpunkt der Diskussion, sondern Probleme ihrer Erziehung und psychischen Entwicklung, nachdem die Reproduktionsmedizin sie erschaffen hat. Es handelt sich um psychische Kosten, die von sexualitätslos gezeugten Kindern im Laufe ihrer Entwicklung außerhalb des Uterus zu entrichten sind.“[18]

Advokatische Ethik aus virtueller Position

Dadurch, dass ich das Kind als virtuelles Subjekt anerkenne, kann ich selbst in Identifikation mit dem virtuellen Kind eine virtuelle Position einnehmen, um die möglichen Interessen des Kindes zu vertreten. Das Kind muss als virtuelles Subjekt anerkannt werden, nicht als Produkt reproduktionsmedizinischer Entscheidungen.

Aus dieser Haltung heraus fordere ich mehr obligatorische, psychosoziale Beratung, die von unabhängigen Beratern durchgeführt wird, die weder im reproduktionsmedizinischen Institut angestellt sind noch anderweitig von diesem abhängig sind. Diese Beratung sollte durchgeführt werden, weil

17 *Amendt*: Der neue Klapperstorch, S. 21ff.
18 *Amendt*: Der neue Klapperstorch, S.23 f.

Eltern, die sich einer reproduktionsmedizinischen Behandlung unterziehen, mehr Verantwortung tragen als bei natürlicher Zeugung.

Diese oben angesprochene Beratung hat schon die Bundesärztekammer bei Einführung der Reproduktionsmedizin empfohlen.

In ihrer Dissertation führt Dorothea Winkler[19] an, dass Eltern über das Risiko eines Eintretens einer Mehrlingsschwangerschaft sich zu über ein Viertel unzureichend oder gar nicht aufgeklärt gefühlt haben und dass über das erhöhte Frühgeburtsrisiko sich über 40% unzureichend oder gar nicht aufgeklärt gefühlt haben. Die daraus entstehenden psychischen Implikationen führen dazu, dass die Hälfte der Mütter – und 30% der Väter – angab, dass sich ihr psychisches Befinden seit der Geburt der Mehrlinge verschlechtert habe.[20] Dies wirkt wiederum zurück auf die Beziehung zum Kind.

Ziel dieser obligatorischen Beratung sollte nicht nur sein, die eigenen Beweggründe besser zu verstehen, sondern auch die Dynamik der Paarbeziehung ins Auge zu fassen und mit Empathie sich in die Rolle des zukünftigen Kindes hineinzuversetzen, um dadurch seinen Standpunkt mitberücksichtigen zu können.

Nur wenn die Eltern schamfrei zu diesem Prozess stehen, können sie ihn jederzeit mit ihren Kindern besprechen, und ihren Kindern damit eine Hilfe zur Identitätsfindung geben.

Dabei bin ich mir im Klaren, dass wirkliche Reflexion bei einem erzwungenen Prozess nur mit Mühe zustande kommt, aber ich denke, es sollte uns einen Versuch wert sein, um für die Kinder möglichst gute seelische Bedingungen zu schaffen.

Appendix: Ist Reproduktionsmedizin ethisch gerechtfertigt?

Ist Reproduktionsmedizin ethisch gerechtfertigt oder darf man eine solche Entscheidung gar nicht treffen, weil es auch Menschen betrifft, die kein Mitspracherecht haben, die Kinder, die aber dann mit dieser über sie getroffenen Entscheidung mit all ihren Besonderheiten leben müssen?

---

19 *Dorothea Winkler*: Psychische, physische und sozioökonomische Folgen für Familien nach der Geburt höhergradiger Mehrlinge. Dissertation, LMU München (2005): Medizinische Fakultät, S. 16.

20 AaO S. 73, 78.

Nach dem Konzept von Habermas über den antizipierten Konsens können sich Handlungen durch antizipierte, also angenommene Zustimmung rechtfertigen lassen, wenn der Betroffene nicht, oder hier noch nicht, dazu in der Lage ist. Maßstab der Entscheidung wäre dann, ob das noch nicht gezeugte Kind im Nachhinein diesem Vorgehen unzweifelhaft zugestimmt hätte.[21] Nachdem seit den 70er Jahren 60.000 Kinder mit Fremdinsemination entstanden sind, jetzt durch Verbesserung reproduktionsmedizinischer Techniken jährlich 1000 Kinder [22], könnte man die ethische Position schärfen, wenn man diese Kinder fragen würde, ob sie ihrem Entstehen auf diese Weise unzweifelhaft zugestimmt hätten.

---

21 *Tobias Fischer*: Blut oder Liebe? Die Basis der elterlichen Verantwortung bei der donogenen Insemination; in: *Giovanni Maio, Tobias Eichinger, Claudia Bozzaro* (Hg.): Kinderwunsch und Reproduktionsmedizin, ethische Herausforderungen der technisierten Fortpflanzung, Freiburg/München 2013, S. 193–213, 202.

22 *Fischer*: Blut oder Liebe.

Michael Himmelreich

Auferstehung in Anschluss an die Selbstmodell-Theorie der Subjektivität von Thomas Metzinger

1. Zielsetzung

»Being No One« lautet der Titel eines Buches von Thomas Metzinger, welches als wichtigste Grundlage für diesen Artikel dient. Dieser Titel deutet bereits die zentrale These Metzingers an: Es gibt kein »Ich« in Form eines »Selbst« und somit kein Ding wie ein »Selbst«. Stattdessen spricht Thomas Metzinger von einem »Ich-Gefühl« und einem »phänomenalen Selbst«, hinter dem sich im Gehirn ablaufende Prozesse verbergen. Ebenso überraschend und zunächst befremdlich wird erläutert, dass lediglich auf naive Weise geglaubt wird, die Tasse Tee, die möglicherweise neben diesem Artikel auf dem Tisch steht, sei ganz einfach und unkompliziert mit den Augen zu sehen und deren Duft mit der Nase zu riechen. Tatsächlich finden im Hirn Prozesse statt, welche die Informationen der visuellen und olfaktorischen Wahrnehmungssysteme mittels Präsentations- und Repräsentationsprozesse in das *Phänomenale Selbstmodell der Subjektivität* einbetten. Wenn der Leser währenddessen noch gedanklich abschweift und von einem Stück Käsekuchen träumt, dann ist das eigentliche Geschehen im Hirn des Lesers nicht nur ein einfacher Tagtraum, sondern ein Simulationsprozess. Des Weiteren könnte der Leser nun einen Schluck von dem Tee nehmen »wollen«. Dann äußert sich in dem Wollen eine Subjekt-Objekt-Relation. Prozesse, wie die eben skizzierten, beschreibt Thomas Metzinger in der von ihm formulierten *Selbstmodell-Theorie der Subjektivität* und in dem *Phänomenalen Modell der Intentionalitätsrelation.*

Mit diesen beiden Theorien stellt Thomas Metzinger zwei theoretische Entitäten für eine naturalistische Philosophie des Geistes vor, die auch für die Theologie, insbesondere hinsichtlich der Fragestellungen zu dem Leben nach dem Tod und nach der Auferstehung, von Interesse sein könnte. Von beiden Seiten, von Thomas Metzinger und von Theologen, könnte der Einwand kommen, dass, wenn es kein Selbst gäbe, es auch kein Leben nach dem Tod, keinen Tod allgemein und auch keine Auferstehung geben könne. In dieser Arbeit soll jedoch versucht werden, Metzingers Theorie theologisch zu interpretieren und zu fragen, ob und wenn ja wie Auferstehung in Anschluss an die Selbstmodell-Theorie der Subjektivität von Thomas Metzinger möglich sein könnte.

Dafür wird im folgendem Kapitel 2 die Selbstmodell-Theorie der Subjektivität (2.2) und das Phänomenale Modell der Intentionalitätsrelation (2.3) erläutert. Anschließend wird im Kapitel 3 erörtert, was »Auferstehung« überhaupt ist und auf ein Problem hinsichtlich der Naturalisierungsstrategie hingewiesen (3.1), um dann in den Abschnitten 3.2 und 3.3 zwei Antwortmöglichkeiten vorzustellen, ob und wie Auferstehung im Anschluss an die Selbstmodell-Theorie von Thomas Metzinger möglich sein könnte. Anschließend an die zweite Antwortmöglichkeit folgen ethische Fragestellungen, die sich aus der zweiten erläuterten Variante ergeben. Mit einem Resümee in Kapitel 4 endet dann dieser Aufsatz.

Zitate aus dem Englischen erscheinen auf Deutsch. Die Übersetzung erfolgte eigenständig.

2. Zwei theoretische Entitäten zum Selbst und Bewusstsein

2.1. Einleitung

Thomas Metzinger hat zwei Theorien formuliert, anhand derer er erläutert, was das *phänomenale Selbst* ist und wie dieses phänomenale Selbst *Bewusstsein* erlangt. Diese werden nun vorgestellt.

An erster Stelle wird die *Selbstmodell-Theorie der Subjektivität* stehen und anschließend das *Phänomenale Modell der Intentionalitätsrelation* folgen.

2.2. Die Selbstmodell-Theorie der Subjektivität

Nachdem in der Zielsetzung (1.) bereits erwähnt wurde, dass es nach Metzinger nicht so etwas wie ein »Selbst« gibt, kann nun gefragt werden, was es denn dann gibt?

Auch wenn es kein »Selbst« gibt, so gibt es doch Dinge wie das Gefühl des »Selbst«, das Ich-Gefühl, eine phänomenale Erste-Person-Perspektive und das phänomenale Selbst.

Diese Phänomene beschreibt Thomas Metzinger in seiner Selbstmodell-Theorie der Subjektivität.

Was diese Selbstmodell-Theorie der Subjektivität, kurz SMT, leistet, beschreibt Thomas Metzinger wie folgt:

„Die Selbstmodell-Theorie der Subjektivität ist eine philosophische Theorie darüber, was ein Selbst ist, eine Theorie darüber, was es eigentlich bedeutet, dass geistige Zustände »subjektive« Zustände sind und auch darüber, was es heißt, dass ein bestimmtes System eine »phänomenale Erste-Person-Perspektive« besitzt.[1]"

Offen bleibt in dieser Formulierung jedoch, was ein Selbstmodell, genauer ein phänomenales Selbstmodell, kurz PSM, ist. Ein phänomenales Selbstmodell setzt sich aus einer Vielzahl von Empfindungen und Inhalten zusammen: Aus dem, was körperlich empfunden wird, sowie aus den Inhalten von phänomenalen kognitiven Abläufen und aus den Inhalten des bewussten Selbst. Man könnte sogar sagen, dass *man* Inhalt des phänomenalen Selbstmodells *ist*.[2] Diese Aussage drückt einen zentralen Punkt des SMT aus. Nämlich, dass das Subjekt ebenfalls Objekt ist.

Der Kern dieser These liegt in der *Selbst-Repräsentation*. Dies ist ein Prozess, in dem ein System intern ein Abbild von sich erzeugt, sich also selbst in sich repräsentiert.

Genauer gesagt generiert ein System ein Repräsentat (X), welches ein System als repräsentierendes System (Repräsentandum – S_R) für das System als ganzes (S_T) repräsentiert. Schematisch wird dieser Prozess von Metzinger wie folgt dargestellt:

Phänomenale Selbst-Repräsentation: S-Rep (S_T, X S_R)

- S ist ein individuelles informationsverarbeitendes System.
- S_T ist das System als ganzes.
- S_R ist das System als Repräsentandum.
- X repräsentiert S_R *für* S_T.[3]

1 *Metzinger, Thomas*: Die Selbstmodell-Theorie der Subjektivität: Eine Kurzdarstellung in sechs Schritten, na, 2005, 5.

2 *Metzinger, Thomas*: Being No One. The Self-Model Theory of Subjectivity, Cambridge (Mass) / London 2003, 299.

3 *Metzinger*: Being No One, 278.

In diesem Prozess ist das Verhältnis der Gegenstände einer Selbst-Repräsentation (S_T X, S_R) zueinander asymmetrisch. So ist die Beziehung von X zu S_T, also des Repräsentats zum System als ganzes, eine *Teil-Ganzes-Relation*, da das System (S_T) das Repräsentat (X) als Teil von sich *für* sich (S_T) benutzt. Ebenso ist auch die Beziehung von dem System als Repräsentandum (S_R) zum Repräsentat (X) ebenfalls eine Teil-Ganzes-Relation und asymmetrisch, da das Repräsentat (X) das System als Repräsentandum (S_R) repräsentiert, während der umgekehrte Vorgang nicht vorkommt und somit die Beziehung einseitig ist. S_T und S_R sind dabei zwei Aspekte des Systems, deren Beziehung zueinander Selbsterkenntnis bzw. phänomenologisch Selbstbewusstsein ist. In diesem Prozess der Selbst-Repräsentation wird das System zum Objekt seiner selbst, indem durch das System als Repräsentandum das System (S_R) *für* sich selbst als Ganzes (S_T) repräsentiert wird.[4]

Nicht jeder Selbst-Repräsentations-Prozess muss jedoch zu einem phänomenalen Selbstbewusstsein führen. Thomas Metzinger unterscheidet zwischen *mentaler* und *phänomenaler* Selbst-Repräsentation. Sie unterscheiden sich darin, dass bei der mentalen Selbst-Repräsentation der Inhalt des Selbstpräsentats X potenziell für bestimmte metarepräsentationale Prozesse der Introsprektion verfügbar sein kann, während die phänomenale Selbst-Repräsentation sich dadurch auszeichnet, dass der Inhalt des Selbstpräsentats X für bestimmte metarepräsentationale Prozesse der Introsprektion verfügbar ist. Hinsichtlich der Introspektion handelt es sich hier um »nach innen gerichtete Aufmerksamkeit« und »bewusst wahrgenommene kognitive Selbst-Referenz«, also wenn jemand in sich selbst »hineinfühlt« und »über sich selbst nachdenkt«.[5]

Hinsichtlich des PSM ist die Selbst-Repräsentation für die Entstehung von Internalität von Bedeutung und damit verbunden für die Entstehung von Meinigkeit (Beispiel: »Ich erlebe meine Gedanken und meine Körperglieder, als meine eigenen, sie gehören zu mir.«) und körperlichen Empfindungen wie emotionale Empfindungen (Beispiel: Freude). Der Inhalt dieses Prozesses ist ebenfalls der Inhalt des phänomenalen Selbst, das, was auch als »das Subjekt« oder »das Selbst« bezeichnet wird. Allerdings muss die

4 *Metzinger*: Being No One, 269-270.
5 *Metzinger*: Being No One, 35-36.

Selbstrepräsentation kohärent, einzeln und zusammenhängend sein, ansonsten würden Ich-Störungen oder andere Störungen auftreten.[6]

Ein System ist allerdings nicht nur in der Lage mittels der Selbst-Repräsentation für sich ein »realistisches« Selbst zu erzeugen, sondern kann auch Selbste hervorbringen, die vielleicht möglich sind, aber nicht den faktischen Umständen entsprechen; zum Beispiel in Tagträumen oder Zukunftsplanungen. Dies ist mittels der *Selbst-Simulation* möglich. Wie bei der Selbst-Repräsentation handelt es sich hier um einen Prozess, in dem das System wieder Subjekt und Objekt ist, mit dem Unterschied zur Selbst-Repräsentation, dass das Objekt nicht dem Subjekt entspricht, da das Objekt simuliert wird. Schematisch wird dieser Prozess von Metzinger wie folgt dargestellt:

Phänomenale Selbst-Simulation: S-Sim (S_T, X, S_R)

- S ist ein individuelles informationsverarbeitendes System.
- S_T ist das System als ganzes.
- S_R ist ein kontrafaktischer Zustand des Systems.
- X simuliert S_R *für* S_T.[7]

Wie bei der Selbst-Repräsentation, wird auch hier zwischen mentaler und phänomenaler Selbst-Simulation unterschieden. Der Unterschied zwischen beiden ist ebenfalls mit folgender Ausnahme derselbe (s.o.). Bei der phänomenalen Selbst-Repräsentation ist der Inhalt des Selbst-Repräsentats X derzeitig für die Steuerung von *auf das Selbst gerichtete Handlungen* verfügbar; bei mentaler Selbst-Repräsentation besteht dafür nur die Möglichkeit. Bei der phänomenalen Selbst-Simulation ist der Inhalt des Selbst-Simulats X derzeitig für Steuerung von *Handlungen allgemein* verfügbar; bei mentaler Selbst-Simulation besteht dafür nur die Möglichkeit.[8]

Die Ähnlichkeiten zwischen beiden, der Selbst-Repräsentation und der Selbst-Simulation, sind nicht zufällig so deutlich. Tatsächlich handelt es sich bei jeder Selbst-Repräsentation zugleich um eine Selbst-Simulation, allerdings um eine, die wirkliche Eigenschaften des Systems beinhaltet. Außerdem fungiert die Selbst-Repräsentation als eine Art »Anker« für die

---

6 *Metzinger*: Being No One, 265-269.
7 *Metzinger*: Being No One, 282.
8 *Metzinger*: Being No One, 266-282.

Selbst-Simulation und das frühere Phänomen, da man nur träumen oder planen kann, wenn man sich selbst fühlt.[9]

Ebenfalls ein Prozess, der im Gehirn stattfindet, aber mehr auf den Körper bezogen als die beiden vorigen Prozesse, ist die Selbst-Präsentation. Diese ist in Bezug auf das PSM für die Entstehung einer »Erste-Person-Perspektive« von Bedeutung. Durch permanenten intern erzeugten Input wird für ein System Kenntnis über den eigenen Zustand des Körpers und dessen Anwesenheit aufgerufen (Bsp.: Der Gleichgewichtssinn). So wird die grundlegendste Art des Selbst-Bezugs, des »Sich-Fühlens« hergestellt.[10] Schematisch wird dieser Prozess von Metzinger wie folgt dargestellt:

Phänomenale Selbst-Präsentation: S-Prä (S_T, X, S_P)

- S ist ein individuelles informationsverarbeitendes System.
- S_T ist das System als ganzes.
- S_P ist das System als Präsentandum.
- X präsentiert S_P *für* S_T.[11]

Auch bei der Selbst-Präsentation gibt es Unterschiede zwischen einer mentalen und phänomenalen Präsentation, aber es gibt auch Gemeinsamkeiten. Das Präsentat des Selbst X steht allgemein in Beziehung mit den intern erzeugten Stimuli. Bei einer mentalen Selbst-Präsentation ist X ein tatsächlich physischer Zustand des Systems, bei einer phänomenalen Selbst-Präsentation ist es ein funktionaler. Der Inhalt von X kann bei einer mentalen Präsentation für die Steuerung von Handlungen verfügbar sein, bei einer phänomenalen Präsentation ist er derzeitig verfügbar. Hinsichtlich der metarepräsentationalen Prozesse der Introspektion für »nach innen gerichtete Aufmerksamkeit« kann bei einer mentalen Selbst-Präsentation der Inhalt von X für diese Introspektion verfügbar sein, während der Inhalt von X bei einer phänomenalen Selbst-Präsentation für diese Introspektion verfügbar ist. Hinsichtlich des metarepräsentationalen Prozesses der Introspektion »bewusst wahrgenommene kognitive Selbst-Referenz« zeichnet sich die Selbst-Präsentation jedoch dadurch aus, dass mental der Inhalt von X für

9 *Metzinger*: Being No One, 282-283.
10 *Metzinger*: Being No One, 287.
11 *Metzinger*: Being No One, 288.

diese Introspektion nicht verfügbar werden kann und somit phänomenal auch nicht verfügbar ist.[12]

Der Inhalt des Selbstmodells besteht also aus einer Fülle von Datenmengen, darunter körperliche Empfindungen in Form von Selbst-Präsentationen, Selbst-Repräsentationen und andere. Das Selbstmodell kann dabei bewusst oder unbewusst sein. Entscheidend für die Bewusstwerdung und für die Entstehung des phänomenalen Selbstmodells ist zunächst, dass die repräsentierenden Strukturen kohärent sind und folgende Randbedingungen erfüllt werden:[13]

- Der bewusste Inhalt muss „*global verfügbar*" sein. Das heißt, mit den Inhalten muss autonom und flexibel umgegangen werden können, indem man sich beispielsweise Gedanken über den jeweiligen Inhalt macht oder sich verbal über diesen ausdrückt.[14]
- Ein „*Fenster der Gegenwart*" muss aktiviert werden. Das heißt, eine Person muss ein „*subjektives Jetzt*" besitzen, um als Person bewusst anwesend zu sein. Die Person muss sich im *Jetzt* erleben.[15]
- Die phänomenalen Prozesse müssen in einen „*kohärenten globalen Zustand*" befindlich sein. „Bewusstsein ist in-der-Welt-sein."[16]
- Der bewusste Inhalt benötigt eine *Perspektive*. Er muss die Perspektive der ersten Person annehmen und sich als Zentrum seiner selbst wahrnehmen, damit *Selbstheit* entstehen kann.[17]
- Die Inhalte und Prozesse sind *transparent*.[18]

Zwei dieser Punkte sollen jetzt noch weiter ausgeführt werden.
So schreibt Thomas Metzinger: „Bewusstsein ist in-der-Welt-sein."[19] Gemeint ist damit, dass für bewusste Erfahrungen und bewusstes Erleben ein kohärentes und transparentes Weltmodell innerhalb eines „Fensters der Gegenwart" generiert sein muss. Ein solches Weltmodell entsteht aus den

12 *Metzinger*: Being No One, 287-288.
13 *Metzinger*: Being No One, 301-302.
14 *Metzinger*: Being No One, 118-119.
15 *Metzinger*: Being No One, 126.
16 *Metzinger*: Being No One, 131.
17 *Metzinger*: Being No One, 157-158.
18 *Metzinger*: Being No One, 163.
19 *Metzinger*: Being No One, 131.

subjektiven Erfahrungen, die in der Welt gemacht werden.[20] Wird in dieses Weltmodell das Selbstmodell eingebettet, so kann phänomenale Subjektivität entstehen.[21]

Der letzte aufgeführte Punkt – „Die Inhalte und Prozesse sind transparent" – birgt eine Art Schlüsselfunktion in sich, denn es ist noch nicht hinreichend beschrieben, wie es zu dem eigentlichen Kern der Frage, zum bewussten Selbst, kommt. Als Antwort schreibt Thomas Metzinger folgendes:

„Ein genuines bewusstes Selbst – so lautet meine Antwort – entsteht immer genau dann, wenn das System das von ihm selbst aktivierte Selbstmodell auf der Ebene des bewussten Erlebens nicht mehr *als Modell* erkennt."[22]

Transparenz wird dabei als eine Art Dunkelheit beschrieben, also dass etwas nicht wahrnehmbar ist. Die Prozesse der (Selbst-)Repräsentationen und der (Selbst-)Modelle sind weder erkennbar noch erlebbar. Zu unterscheiden ist dabei zwischen dem, was als repräsentationaler Träger im Gehirn geschieht, und dem, was als dessen repräsentationaler Inhalt wahrgenommen wird. Am Beispiel eines Balls wäre der repräsentationale Inhalt die Wahrnehmung eines Balls beispielsweise durch Tasten und Sehen.

„Der Inhalt ist also eine abstrakte Eigenschaft des konkreten repräsentationalen Zustands."[23] Der Träger dagegen ist ein Vorgang im Gehirn, der die Informationen über den konkreten repräsentationalen Zustand global verfügbar macht, sodass der Ball überhaupt wahrgenommen werden kann und Gedanken über den Ball überhaupt möglich werden. Dieser Prozess des Trägers ist transparent, sodass der Ball unmittelbar erlebt wird und der den Ball Sehende und Betastende nicht selbst bewusst den Prozess des Trägers vollziehen muss.[24] Wären die Prozesse des Trägers nicht transparent, sondern opak, und würden so für ein System bewusst sein, wie der Ball als repräsentationaler Inhalt, wäre an Ballspiele nicht zu denken.

Gleicherweise gilt das auch hinsichtlich des Selbstmodells. Als Kern seiner Selbstmodell-Theorie formuliert Metzinger:

---

20 *Metzinger*: Being No One, 213-214.
21 *Metzinger*: Die Selbstmodell-Theorie der Subjektivität, 12.
22 *Metzinger*: Die Selbstmodell-Theorie der Subjektivität, 22.
23 *Metzinger*: Die Selbstmodell-Theorie der Subjektivität, 23.
24 *Metzinger*: Die Selbstmodell-Theorie der Subjektivität, 22-23.

„Wir selbst sind Systeme, die erlebnismäßig nicht in der Lage sind, ihr eigenes subsymbolisches Selbstmodell als Selbstmodell zu erkennen. Deshalb operieren wir unter den Bedingungen eines »naiv-realistischen Selbstmissverständnisses«: Wir erleben uns selbst, als wären wir in direktem und unmittelbarem epistemischen Kontakt mit uns selbst. Und auf diese Weise entsteht – das ist der Kern der Selbstmodelltheorie – erstmals ein basales »Ich-Gefühl«, ein für das betreffende System unhintergehbares phänomenales Selbst.“[25]

2.3. Das Phänomenale Modell der Intentionalitätsrelation

Aus den oben beschriebenen Prozessen und Modellen muss nicht unbedingt ein phänomenales Selbst hervorgehen.[26] Vollständiges Bewusstsein beschränkt sich nicht nur auf bewusst erlebtes Selbst in der Welt, sondern es entsteht aus dem „dynamischen Zwischenspiel zwischen diesem Selbst und der Welt, in einer gelebten, verkörperten Gegenwart.“[27]

Thomas Metzinger beschreibt das in seinem phänomenalen Modell der Intentionalitätsrelation (PMIR). Hierbei handelt es sich um ein mentales Modell, dessen Inhalt aus einer „fortlaufenden, episodischen Subjekt-Objekt Relation“ besteht.[28] Das Subjekt ist ein System, welches sich, wie oben beschrieben, transparent selbst repräsentiert und ein aktives Selbstmodell bildet. Das Objekt ist irgendein Objekt, welches durch die Sinne (Sehen, Tasten, Riechen, Hören) wahrnehmbar ist. Es kann allerdings auch ein bewusster Inhalt sein, der kognitiv wahrnehmbar ist. Außerdem kann das Objekt zudem ein anderes System sein, sodass eine Beziehung zwischen Systemen entstehen würde. In diesem Fall würde es sich nicht um eine Sinneswahrnehmung, sondern um eine soziale Wahrnehmung und soziale Beziehung handeln.

Die Beziehung *von* dem Subjekt *zu* dem Objekt drückt sich dann in Form von beispielsweise Denken oder Wollen aus, indem die Beziehung vom Subjekt zum Objekt mittels der PMIR global verfügbar ist. Diese Beziehung ist wie eine phänomenal wahrgenommene Richtung, die man sich

25 *Metzinger*: Die Selbstmodell-Theorie der Subjektivität, 24-25.
26 *Metzinger*: Being No One, 30.
27 *Metzinger*: Being No One, 417.
28 *Metzinger*: Being No One, 411.

in Form von Pfeilen vorstellen kann, die *von* einem Selbstmodell *zu* einem Objekt reichen. Diese Beziehung im PMIR ist asymmetrisch, wie auch die Beziehung zwischen Repräsentatum und Repräsentandum in einer mentalen oder phänomenalen Repräsentation.[29]

Das phänomenale Modell der Intentionalitätsrelation ermöglicht über die phänomenale Perspektive der ersten Person hinaus auch eine phänomenale Perspektive der zweiten Person und bereichert ein System mit einer sozialen Dimension. Dies geschieht durch die global verfügbaren Repräsentationen der Subjekt-Objekt Beziehungen.[30]

Abschließend folgert Metzinger:

„Wir können jetzt sehen, wie voll entfaltetes subjektives Bewusstsein durch drei Hauptebenen evolviert: Die Erzeugung eines Weltmodells, die Erzeugung eines Selbstmodells und die vorübergehende Integration von bestimmten Aspekten des Weltmodells *mit* dem Selbstmodell. Das, was folgt, ist ein minimales Arbeits-Konzept von subjektiver Erfahrung: *Phänomenale subjektive* Erfahrung besteht in transparenter Modulation der Intentionalitätsrelation innerhalb eines globalen, kohärenten Modells der Welt, eingebettet in ein virtuelles Fenster der Gegenwart. Metzinger nennt dies die „Selbst-Modell Theorie der Subjektivität."[31]

2.4. Zusammenfassung

In diesem Kapitel wurde die Selbstmodell-Theorie der Subjektivität vorgestellt. Hierbei wurde zunächst festgestellt, dass, obwohl es das »Gefühl des Selbst« gibt, es tatsächlich kein Selbst gibt. Wie nach Thomas Metzinger dieses gefühlte Selbst, die phänomenale Perspektive der ersten Person und Bewusstsein entsteht und was es ist, wurde daraufhin in einem kurzen Umfang dargestellt. Um diese Phänomene zu erklären, wurden mit dem phänomenalen Selbstmodell und dem phänomenalen Model der Intentionalitätsrelation zwei theoretische Entitäten beschrieben, um diese Phänomene zu erklären und kognitiv erfassbar zu machen. Mittels Einbettungsprozesse wird es für ein System ermöglicht, durch ein transparentes Modell der Welt eine Wirklichkeit, durch ein transparentes Modell des Systems, ein

---

29 *Metzinger*: Being No One, 411-414.
30 *Metzinger*: Being No One, 420.
31 *Metzinger*: Being No One, 427.

Selbst in dieser Wirklichkeit und durch eine transparente Darstellung von wechselnden Beziehungen eine phänomenale Perspektive der ersten Person entstehen zu lassen.[32]

3. Möglichkeiten zur Auferstehung in Anschluss an die Selbstmodell-Theorie von Thomas Metzinger

3.1. Einleitung

Dieses Kapitel ist in zwei Abschnitte unterteilt. Jeder Abschnitt beschäftigt sich mit einer möglichen Variante, wie Auferstehung in Anschluss an die Selbstmodell-Theorie von Thomas Metzinger funktionieren könnte.

In der ersten Variante wird nach zwei Prämissen erläutert, welche Prozesse stattfinden müssen, damit ein phänomenales Ich nach dem Tod entstehen kann.

Der zweite Abschnitt beschäftigt sich mit der Möglichkeit der Verkörperung eines Avatars. Was zunächst nach Science-Fiction à la James Cameron klingt, könnte jedoch eine Antwort auf die Frage nach der Auferstehung bieten. Es geht in diesem Abschnitt zwar nicht darum, wie Jake Sully mit dem Körper eines Na'vi auf Pandora zunächst als Agent zu dem Stamm der Omaticaya kommt, im Krieg mit den Menschen dann zu den Omaticaya überläuft und schließlich das Avatar als seinen Körper annimmt und als Na'vi auf Pandora lebt, doch kommen zwei Phänomene vor, die für die Überlegungen in dieser Arbeit bedeutsam sind. Als erstes ist es die Vorstellung von einem »Avatar« – dass also ein Mensch bzw. ein System mittels seiner Gehirnströme einen fremden Körper steuert. Und als zweites ist es die Vorstellung, dass dieser Mensch bzw. dieses System letztlich seinen alten Körper verlässt und den Körper des Avatars annimmt. Um diese Phänomene wird es in diesem Abschnitt gehen.

Darauf soll im zweiten Abschnitt noch ein bis dahin nicht beachteter Aspekt beleuchtet und ethische Fragestellungen anstoßen werden, die sich aus den davor gewonnenen Erkenntnissen und Thesen ableiten.

Zuerst wird jedoch definiert, was *Auferstehung* überhaupt ist, um den Diskussionsgegenstand zu klären. Außerdem wird die *Naturalisierungsstra-*

32 *Metzinger*: Die Selbstmodell-Theorie der Subjektivität, 25.

tegie erörtert, da bei den Interpretationen hinsichtlich dieser ein grundsätzliches Problem besteht.

Zum Schluss des Kapitels wird eine Zusammenfassung der eben genannten Punkte stehen.

3.1.1. Was ist Auferstehung?

Bevor die Auferstehung in Anschluss an die Selbstmodell-Theorie der Subjektivität erläutert wird, muss geklärt werden, was Auferstehung ist, damit der Diskussionsgegenstand dieser Arbeit definiert ist.

Eine traditionelle Vorstellung von Auferstehung, dass im Tod Seele und Leib getrennt und nach dem Tod in einem Jenseits wieder zu neuem Leben wiedervereint werden, soll in dieser Form nicht diskutiert werden, da mit einem Begriff wie »Seele«, ein Begriff eingeführt würde, welcher der Selbstmodell-Theorie der Subjektivität fremd wäre. Der Begriff müsste hinsichtlich der Selbstmodell-Theorie naturalistisch bestimmt werden.

Das würde darauf hinauslaufen, dass ein Gegenstand von Metzingers Theorie als Seele bezeichnet, der Begriff »Seele« *ad absurdum* geführt und die Selbstmodell-Theorie verzerrt werden würde. Um die Selbstmodell-Theorie der Subjektivität aber zu wahren und nicht zu entfremden, soll kein neuer Begriff in dieser Theorie eingeführt werden.

Auferstehung wird in dieser Arbeit als *Neuschöpfung* verstanden. [33]

Der Begriff Neuschöpfung soll in seinem weitesten Sinne verstanden werden, nämlich als Schöpfung etwas Neuen ohne näherer Bestimmung. Das bedeutet, dass irgendetwas neu geschaffen wird, was der Auferstehung, dem Leben nach dem Tod eines Systems, dient.

3.1.2. Das Problem der Naturalisierungsstrategie

Bei der Untersuchung über die Auferstehung in Anschluss an die Selbstmodell-Theorie der Subjektivität von Thomas Metzinger ergibt sich ein Problem, auf das an dieser Stelle hingewiesen werden soll. Thomas Metzinger bedient sich der sogenannten *Naturalisierungsstrategie*. Dabei wird „ein

33 *Schwöbel, Christoph*: Auferstehung. 5. Dogmatisch, in: Religion in Gegenwart und Geschichte (Hg.: Betz, H. D., u.a.): Band 1 A-B, Tübingen 1998, 4. Aufl., 919-921, 920.

schwer verständliches Phänomen [...] begrifflich auf eine Weise analysiert, die es empirisch behandelbar machen soll."[34]

An diesem Punkt entsteht ein Dilemma. Einerseits sollte die Interpretation der Selbstmodell-Theorie auf derselben methodischen Ebene stattfinden, auf der sich auch die Theorie selbst befindet. Andererseits kann die Naturalisierungsstrategie nicht Bedingung für eine derartige Interpretation der Selbstmodell-Theorie sein, da sie Begriffe wie »Auferstehung« verwendet, welche, im Unterschied zu den Begriffen »Selbst« oder »phänomenales Bewusstsein«, nicht empirisch behandelbar sind. Als Konsequenz wird die Interpretation zwar erfolgen, jedoch keinen Anspruch auf empirische Behandelbarkeit stellen können, was eine wesentliche Eigenschaft und Stärke der Selbstmodell-Theorie der Subjektivität ist und entsprechend eine Schwäche dieser Interpretation.

3.2. Auferstehung durch Wiedereinsetzen

3.2.1. Prämissen

Die erste Prämisse für die Auferstehung in Anschluss an die Selbstmodell-Theorie der Subjektivität wird hinsichtlich der Auferstehung aufgestellt:

a. Bei der Auferstehung wird ein System, das zuvor tot war, neu erschaffen.

Diese Prämisse zieht eine Reihe von weiteren Annahmen und Problemen mit sich.

Zunächst ist für die Neuschöpfung eines Systems ein *Körper* analog zum Gehirn erforderlich, welcher als »Träger« des Systems fungiert und in welchen das System »eingesetzt« wird. Ferner stellt sich die Frage, wie diese Neuschöpfung geschehen sollte, oder wer oder was sie verursachen könnte? Es folgen weiter die Fragen: Vollzieht Gott die Neuschöpfung? Was ist *Gott*? Der Begriff »Gott« müsste neu eingeführt und bestimmt werden, da Metzinger ihn nicht verwendet. In dieser Arbeit wird »Gott« allgemein als *höheres übernatürliches Wesen* bestimmt, da der Begriff aufgrund der Vielfalt von Gottesbildern und Gottesvorstellungen schwer präzise definierbar ist. Hier genügt es, wenn Gott als höheres übernatürliches Wesen fähig ist, diese Neuschöpfung zu veranlassen. Es besteht nun das Problem,

34 *Metzinger*: Die Selbstmodell-Theorie der Subjektivität, 6.

dass durch die Einführung einer höheren Macht eine weitere argumentative Distanzierung zur Selbstmodell-Theorie der Subjektivität entsteht. Denn aus einer naturalistischen Perspektive müsste der Begriff »Gott« empirisch behandelbar sein, was er aber nicht ist, da ein höheres Wesen geradezu der Naturalisierungsstrategie widerspricht.

Aufgrund der Loslösung von der Naturalisierungsstrategie und Einführung eines Gottes wandelt sich die Diskussion an dieser Stelle von einer philosophischen zu einer theologischen.

Die zweite Prämisse wird hinsichtlich des Systems gestellt:

b. Das System ist in der Lage ein phänomenales Selbstmodell zu erzeugen.

Ist ein System fähig ein phänomenales Selbstmodell zu erzeugen, indem es durch Repräsentationsprozesse ein Weltmodell erstellt und in dieses ein durch Repräsentationsprozesse erstelltes Selbstmodell einbettet, so könnte ein »phänomenales Ich« entstehen. Damit das System vollständiges Bewusstsein erlangt, muss das System durch sein »Selbst« mit seiner Umwelt in Beziehung treten, sodass eine »Subjekt-Objekt«-Beziehung entstehen kann. Im folgenden Unterabschnitt soll der Prozess beschrieben werden, der nach dem Setzen der obigen Prämissen erfolgen könnte.

3.2.2. Der Auferstehungsprozess

Es wird angenommen, dass ein System stirbt. Gott erschafft *für* dieses System einen neuen Körper, welcher, einem Gehirn ähnlich, kognitive und neuronale Vorgänge ermöglicht. Das System muss nun zunächst ein phänomenales Selbstmodell bilden, um die drei Zieleigenschaften »Meinigkeit«, »Selbstheit« und »Perspektivität« zu erlangen.[35] Besitzt ein System Meinigkeit, so empfindet es etwas (beispielsweise ein Körperteil oder einen Gedanken) als zu sich gehörig. Dieser Zustand resultiert aus dem Prozess, wenn Inhalte von Repräsentationen in das die phänomenale Selbstrepräsentation (Selbstmodell) integriert werden.[36] Im Detail ist das zu verdeutlichen, wie es im Abschnitt 2.2. unter den Punkten der Mentalen Repräsentation und der

35 *Metzinger*: Die Selbstmodell-Theorie der Subjektivität, 8.
36 *Metzinger*: Being No One, 267.

phänomenalen Selbst-Präsentation beschrieben wurde. Die entscheidenden Punkte sind:

»X repräsentiert Y *für* S« - dies wird eingebettet in die phänomenale Selbst-Repräsentation: »X repräsentiert S_R *für* S_T« mit der Eigenschaft: »der Inhalt von X ist als Repräsentandum für selbst-repräsentationale Prozesse höherer Ordnung verfügbar«. Durch diese »Prozesse der höheren Ordnung« erlangt das System phänomenale Zustände, es werden für das System Eigenschaften oder Dinge bewusst und erlangen unter anderem die besagte Meinigkeit.

Die Eigenschaft der Selbstheit (»Ich bin jemand«) kann in den Prozessen, die zum phänomenalen Selbstmodell führen, durch insbesondere zwei der in Abschnitt 2.2. erwähnten Randbedingungen eintreten. Zum einen durch die »Globale Verfügbarkeit« der bewussten Inhalte und zum anderen durch die »Transparenz« der Inhalte und Prozesse.[37] Durch die globale Verfügbarkeit werden für das System die bewussten Inhalte zu Objekten, mit denen das System umgehen kann. Entscheidend ist dann die Transparenz, durch welche das System nicht die Prozesse als Prozesse erkennt, sondern direkt und unmittelbar als Inhalte erfasst. Auf Grund der Transparenz ist das System in der Lage, sich selbst unmittelbar als »jemand« wahrzunehmen und eben nicht als eine Reihe von Prozessen, die integriert werden und zu Prozessen von höherer Ordnung führen.

Perspektivität ist mit der folgenden exemplarischen Aussage gut zu verdeutlichen: „Meine Welt besitzt einen unverrückbaren Mittelpunkt und dieser Mittelpunkt bin ich selbst."[38] Damit Perspektivität entstehen kann, muss ein phänomenales Selbstmodell existieren. Es muss also ein Selbstmodell in ein Weltmodell integriert werden.

Perspektivität bedeutet, dass das Weltmodell „repräsentational um oder »auf« ein einziges, kohärentes und zeitlich stabiles phänomenales Subjekt zentriert ist."[39]

Würden alle diese Prozesse gelingen das System ein phänomenales Selbstmodell ausbilden und die benannten drei Zieleigenschaft erreichen, so besäße das System trotzdem noch nicht ein volles Bewusstsein. Denn, wie in Abschnitt 2.3. beschrieben wurde, kann Bewusstsein nur durch Interaktion

37 *Metzinger*: Being No One, 389.
38 *Metzinger*: Die Selbstmodell-Theorie der Subjektivität, 8.
39 *Metzinger*: Die Selbstmodell-Theorie der Subjektivität, 12.

eines Subjekts mit seiner Umwelt entstehen. Vorausgesetzt, das System würde sich in einem »Raum« befinden, in dem sich Objekte zur Interaktion befinden würden, könnte das System ein phänomenales Modell der Intentionalitätsrelation bilden und vollständiges Bewusstsein erlangen.

Den eben angestellten Überlegungen zufolge ist es gut möglich, dass unter den oben gesetzten Prämissen nach dem Tod ein System auferstehen und einen bewussten Bewusstseinszustand erlangen kann. Unklar ist jedoch, *wer* das System ist, das durch eine Neuschöpfung wieder zu Bewusstsein gelangt ist. Offen bleibt, ob das phänomenale Ich des gestorbenen Systems nach der Auferstehung dasselbe phänomenale Ich behält oder erlangt, welches es noch bis zum Tod hatte bzw. ob es dasselbe Bewusstsein erlangt, welches das System vor dem Tod hatte.

3.2.3. Das phänomenale Selbst des auferstandenen Systems

Bedingung dafür, dass das System nach der Auferstehung dasselbe phänomenale Selbst wie vor dem Tod erzeugt, ist, dass phänomenale Inhalte über Tod und Neuschöpfung hinweg transportiert werden können. Möglich und denkbar könnte das mittels der *Qualia* sein. Qualia können als „*Atome* subjektiven Bewusstseins“ beschrieben werden.[40] Sie sind konkrete subjektive, phänomenale Eigenschaften, die über erfahrene Zeitspannen hinweg erkennbar sind. Dabei sind sie Eigenschaften, die zwar von einem phänomenalen Selbst subjektiv durch phänomenale Repräsentation erfasst werden, jedoch nicht zu Eigenschaften höherer Ordnung werden können; sie für das System also nicht bewusst werden oder Meinigkeit erlangen.[41] Bedingung für das Erkennen über verschiedene Zeitspannen hinweg ist, dass die Architektur des Systems dieselbe ist, da unterschiedliche Architekturen von Systemen unterschiedlich wahrnehmen. So besitzt beispielsweise ein Hund eine andere Architektur und nimmt auf Grund von anderen sensorischen Empfindungen anders wahr.

Qualia könnten also eine Schlüsselfunktion bei der Auferstehung haben. Es fällt allerdings auf, dass an dieser Stelle eine weitere Bedingung für das System aufgestellt werden müsste, nämlich, dass der Körper des auferstandenen Systems die identische Architektur haben müsste wie der Körper

---

40 *Metzinger*: Being No One, 63.
41 *Metzinger*: Being No One, 66-69.

des Systems vor dem Tod, damit die Empfindungen und Wahrnehmungen jeweils tatsächlich auch identisch sind. Schwerer wiegt das Problem, dass es nach Thomas Metzinger gar keine Qualia gibt. Metzinger argumentiert (unter Berufung auf Diana Raffman), dass eher im Vergleich und durch Unterschiede Dinge identifiziert werden als durch tatsächliches Wahrnehmen und Erkennen.[42] Beispielsweise kann sich zwar jeder bestimmt etwas unter »Königsblau« vorstellen, aber die Nuancen zwischen den einzelnen Blautönen nicht einzeln erkennen, sondern immer nur im Vergleich zur einem anderen Blauton. Das hat zur Folge, dass gänzlich unklar bleibt, *wer* das phänomenale Ich nach der Auferstehung ist.

3.3. Auferstehung durch ein Avatar

Mit »Avatar – Reise nach Pandora« zeigt James Cameron einen fantastischen Science-Fiction Film, der scheinbar jeder Wirklichkeit entbehrt. Doch gerade das *Avatar* ist heute Forschungsgegenstand der Neurowissenschaften und Robotik und soll nun auch im Zentrum der hiesigen Überlegungen stehen. Dass die Steuerung eines Avatars oder Roboters mittels motorischer Gedanken ohne Zuhilfenahme von Körperbewegungen nicht so abwegig ist, zeigt ein Experiment, das im Rahmen des VERE-Projekts durchgeführt wurde.

In dem Experiment sollte ein Subjekt in Israel mittels Gedanken einen Roboter-Avatar in Frankreich bewegen und kontrollieren. Das Subjekt sollte dabei seine Ersatz-Repräsentation als seinen eigenen Körper wahrnehmen und entsprechend denken und sich verhalten. Durch rtfMRI (real-time functional Magnetic Resonance Imaging) wurden die Bewegungsabsichten des Subjekts gemessen und auf den Roboter in Frankreich übertragen, welcher diese dann ausführte. Dem Subjekt wurde dann entweder die Aufgabe gestellt, sich bzw. den Roboter frei im Raum zu bewegen, oder ein verstecktes Objekt, welches dem Subjekt zuvor gezeigt und anschließend versteckt wurde, zu finden, oder sich in die Richtung zu bewegen, welche ihm angezeigt wurde. Es wurde beobachtet, dass das Subjekt lernte, den Roboter zu kontrollieren, und es die ihm gestellten Aufgaben erfüllen konnte.[43] Das Ex-

42 *Metzinger*: Being No One, 70.

43 *Cohen, Ori u.a.*: fMRI Robotic Embodiment: A Pilot Study, in: 4th IEEE RAS/EMBS International Conference on Biomedical Robotics and Biomechatronics, Rom 2012, 314-319, 314-315.

periment zeigt unter anderem, dass das Subjekt an einem Ort, sein »Selbst«, also das phänomenale Selbst, an einem anderen Ort, in einem anderen Körper wahrnehmen kann und darüber hinaus diesen »eigenen Körper« an einem anderen Ort als das eigentliche Subjekt kontrollieren kann.

Ein anderes Beispiel, in dem das phänomenale Selbst außerhalb des »eigenen Körpers« ist, zeigt das Phänomen des *Out-of-Body Experiences* (OBE). Es gibt verschiedene Schilderungen dieses Phänomens, bei dem Menschen bei vollem Bewusstsein spüren, wie sie ihren Körper verlassen, und sich selbst von einer Außenperspektive betrachten können, während sie beispielsweise das Gefühl haben können, in der Luft zu schweben. Bei einer OBE wird der eigene Körper als visuelle Repräsentation von einer Außenperspektive wahrgenommen, während es in jener Außenperspektive eine zweite Repräsentation des eigenen Körpers gibt, die dann der Ort des phänomenalen Selbst ist.[44] Demnach „sind OBE globale, phänomenale Realitätsmodelle, in welchen zwei Selbstmodelle, aber nur eine Erste-Person-Perspektive existiert."[45]

Was durch diese beiden Beispiele verdeutlicht wird, ist nicht, dass ein phänomenales Selbst einfach so aus dem Körper eines Subjekts heraus- und hineinwandern kann und quasi losgelöst vom Körper existiert. Es zeigt jedoch, dass es vom Körper ausgehende Phänomene gibt, nach denen sich das phänomenale Selbst außerhalb des Körpers befindet. Das »Avatar« ist also nicht ein mittels rtfMRI gesteuerter Roboter oder ein Geist, der bei einer OBE den Körper verlässt, sondern das »Avatar« ist das phänomenale Selbst selbst. Nun soll gefragt und anschließend erläutert werden, ob und wie der Inhalt des PSM, das »Avatar«, eines Subjekts bzw. Systems gespiegelt werden kann, einen anderen Körper als den eigenen erkennt und letztlich in diesem Körper nach dem Tod des Subjekts fortbestehen kann.

Angenommen, ein System S mit einem phänomenalen Selbst stirbt. Zuvor ist eine *Neuschöpfung* geschehen, die *für* das bestehende System S einen weiteren Körper (K_n) schuf, der in der Lage ist, ein fremdes Selbstmodell zu spiegeln. Dieser Körper weist exakt dieselben Eigenschaften, dieselbe Architektur und Fähigkeiten des Gehirns des eigentlich eigenen Körpers auf. Dabei ist K_n *schlechter* ($<$) ausgebildet als K, aber *besser* ($>$) als K zum

44 *Metzinger*: Being No One, 489.
45 *Metzinger*: Being No One, 501.

Zeitpunkt des Todes (t). Wenn nun so der Inhalt des PSM gespiegelt wird und das phänomenale Selbst fortbestehen kann, obwohl es nicht mehr von K sondern von K_n ausgeht, dann verliert der Körper K für das PSM zum Zeitpunkt t seine Relevanz. Letztlich wird der Körper K seine Relevanz für S verlieren, wenn der Körper K_n das »gespiegelte« PSM als eigenes Selbstmodell annimmt. Wenn der Körper K gestorben ist, kann das PSM in dem neu erschaffenen Körper K_n fortbestehen.

Demzufolge müsste K_n während der Lebzeiten von K auf das Gehirn von K Zugriff haben und die phänomenalen Präsentations- und Repräsentationsprozesse miterleben, sodass ein phänomenales Selbstmodell mit einer Ersten-Person-Perspektive für zwei Körper existiert. Auf das Beispiel des VERE-Projekts übertragen, wäre K_n der Körper im rtfMRI und K das Avatar bzw. der Roboter, welcher in diesem Fall jedoch kein Roboter ist, sondern ein lebender Körper mit einem Gehirn. Außerdem wäre der Roboter der Ort des PSM und der Ersten-Person-Perspektive, die sowohl für K also auch für K_n gilt. K_n ist allerdings *schlechter* ausgebildet als K, was bedeutet, dass K_n schlechtere Welt- und Selbstmodelle entwickelt als K. Das hat zur Folge, dass K das PSM generiert, während für K im Hintergrund *transparent* weitere Repräsentationen der Welt und des Selbst ablaufen. Wären diese von K_n ausgehenden Welt- und Selbstmodelle für K erlebbar, sodass das PSM wirklich alles doppelt wahrnehmen würde, dann würde das PSM diese als minderwertige Simulationen erkennen und durch diese gestört werden. Doch das phänomenale Selbstmodell würde weiterhin von K generiert werden.

Dieses Phänomen könnte mit Flug-Simulatoren verglichen werden, in denen Piloten ausgebildet werden. Zwar simuliert der Simulator alle möglichen Bewegungen, Turbulenzen und visuelle Erscheinungen, doch wird ein Pilot diese Simulation als Simulation und nicht als tatsächlichen Flug wahrnehmen, weil sein Gehirn stets viel *bessere* Weltmodelle liefert als der Computer, der die Simulation steuert.[46]

Dadurch, dass die Repräsentationsprozesse von K_n transparent sind, wird K_n nicht wahrgenommen und es kommt zu keinen (Ich-)Störungen.

46 *Metzinger*: Being No One, 555.

Schematisch könnten die entsprechenden Selbst-Repräsentationsprozesse wie folgt dargestellt werden:

Phänomenale Selbst-Repräsentation: S-Rep (S_T, S_{Tn} X, S_R,)

- S ist ein individuelles informationsverarbeitendes System.
- S_T ist das System als ganzes K.
- S_{Tn} ist das System als ganzes von K_n
- S_R ist das System als Repräsentandum.
- X repräsentiert S_R *für* S_T und $S_{Tn.}$

Wenn nun K stirbt und dabei Organe, das Herz-Kreislauf-System, das Nervensystem, und Hirnfunktionen zunehmend versagen, wird K_n zum Zeitpunkt t *besser* als (>) K sein und K folglich *schlechter* als (<) K_n. Nun würden die von K_n generierten Welt- und Selbstmodelle das PSM ausbilden, während die von K generierten Modelle in den Bereich der Transparenz sinken. Um das wieder auf das Beispiel des Avatars bzw. Roboters vom VERE-Projekt zu übertragen: $K_{n,}$ der sich im rtfMRI befindet, generiert nun das PSM und die Erste-Person-Perspektive und wird so auch zu deren Ort, weil K_n *besser* arbeitet als K. Wenn K nun stirbt, würde für das PSM etwas wegfallen, was ohnehin schon nicht mehr wahrgenommen wird. Die Spiegelung ist komplett, K tot und K_n auferstanden.

Abschließend ließe sich die Selbst-Repräsentationsprozesse zur Spiegelung schematisch wie folgt darstellen:

Phänomenale Selbst-Repräsentation: S-Rep (S_T, S_{Tn} X, S_R,)

- S ist ein individuelles informationsverarbeitendes System.
- S_T ist das System als ganzes K.
- S_{Tn} ist das System als ganzes von K_n.
- S_R ist das System als Repräsentandum von S_T ausgehend, wenn $K>K_n$.
- S_R ist das System als Repräsentandum von S_{Tn} ausgehend, wenn $K<K_n$.
- X repräsentiert S_R *für* S_T und S_{Tn}.

3.4. Das Selbstmodell von K_n und ethische Konflikte

Bislang wurde folgendes Phänomen nicht beachtet: Mit der Neuschöpfung von K_n wird ebenfalls ein weiteres Selbstmodell SM_n geschaffen, sodass mit den beiden Körpern (K und K_n) auch zwei Selbstmodelle (PSM und SM_n)

entstehen. Nun besteht jedoch das Problem, dass in diesem Fall nicht zwei phänomenale Selbstmodelle parallel zueinander existieren können. Wenn, wie oben beschrieben, eine Verbindung von K_n zu K besteht, dann kann für K_n nur ein aktives phänomenales Selbstmodell bestehen. Das phänomenale Selbstmodell wird vor dem Zeitpunkt des Todes vom *besseren* Körper K generiert, sodass das von K erzeugte PSM das PSM von den beiden Körpern K und K_n ist. Der Zustand von K_n wäre vergleichbar mit dem einer OBE, die sich zwar dadurch auszeichnet, dass zwei Selbstmodelle gebildet werden, doch nur ein Selbstmodell das phänomenale Selbstmodell ist. Jetzt soll nicht das von K ausgehende PSM, sondern das andere, das eigentliche Selbstmodell von K_n, SM_n im Fokus stehen.

Das Selbstmodell SM_n von K_n ist bis zum Zeitpunkt des Todes passiv. Ab dem Zeitpunkt des Todes ist es dann aktiv und wird zum PSM von K_n. Durch die Spiegelung und die vorherigen Prozesse entspricht das SM_n dem PSM, das von K ausging. Es kann also formuliert werden, dass es der Zweck von SM_n ist, schlicht Träger der Erinnerungen, Identität und Bewusstseins eines anderen Selbstmodells zu werden.

Das wirft ethische Fragen auf. So kann die Passivität von SM_n bis zum Tod von K als *Unterdrückung* gedeutet werden, da es zugunsten des PSM niedergehalten wird.

Des Weiteren ist kritikwürdig, dass für K_n und SM_n offensichtlich keine Möglichkeit zur Selbstbestimmung bestehen. Bis zum Tod von K ist das zunächst aufgrund der Passivität von SM_n nicht möglich. Ab dem Tod von K gilt ebenfalls, wenn auch unter anderen Voraussetzungen, dass die Neuschöpfung darauf angelegt ist, dass kein autonomes, selbstständiges und zur Selbstbestimmung fähiges Selbstmodell generiert werden kann, weil per Definition durch die Neuschöpfung K_n *für* das bestehende System S geschaffen wurde.

Des Weiteren gerät die Auferstehung hier in Konflikt mit dem, was Hans Jonas als „Recht zum Nichtwissen“ wie folgt formuliert: „Achte das Recht jedes Menschenlebens, seinen eigenen Weg zu finden und eine Überraschung für sich selbst zu sein.“[47] Die Auferstehung, wie oben beschrieben, steht allerdings diametral zum Recht zum Nichtwissen, weil sich die Auferstehung gerade dadurch auszeichnet, dass das SM_n nicht den eigenen Weg findet,

47 *Jonas, Hans*: Technik, Medizin und Ethik. Zur Praxis des Prinzips Verantwortung; Frankfurt am Main 1985, 194.

sondern »in die Fußstapfen« des von K ausgehenden PSM tritt und kaum eine Überraschung für sich selbst sein kann, wenn es sich über die Tatsache der Auferstehung bewusst ist.

Grundsätzlich stellt sich die Frage, wie diese Fragestellungen ethisch zu bewerten sind. Theologisch stellt sich darüber hinaus die Frage der Theodizee aufs Neue: Wie ist Gott zu rechtfertigen, wenn seine (Neu-)Schöpfung im Kern ethischen Grundsätzen widerspricht?

3.5. Zusammenfassung

In Kapitel 3 wurde zunächst erläutert, was überhaupt Auferstehung ist; nämlich Tod und Neuschöpfung. Anschließend wurde die Naturalisierungsstrategie thematisiert und festgestellt, dass sich die Interpretationen der SMT von dieser lösen. Dann folgten zwei Varianten über Möglichkeiten der Auferstehung in Anschluss an die Selbstmodell-Theorie von Thomas Metzinger.

In der ersten Variante wurden nach zwei Prämissen die Prozesse beschrieben, die zu einem phänomenalen Ich und Bewusstsein führen. Es wurde von einer recht statischen Tod-Neuschöpfung-Abfolge ausgegangen, die an ein »Wiedereinsetzen« erinnert. Außerdem bleibt unklar, *wer* dann nach der Neuschöpfung das phänomenale Ich ist.

Aufgrund der von Metzinger unterstellten Nichtexistenz von Qualia ist es eher zweifelhaft, dass das Subjekt, das phänomenale Ich vor dem Tod, dieselbe Identität hat und genauso wahrnimmt, wie das phänomenale Ich nach der Neuschöpfung.

In der zweiten Variante wurde die Auferstehung durch ein Avatar beschrieben. Experimente, wie die des VERE-Projekts, zeigen, dass es etwas wie Avatare zumindest in Form von Robotern gibt. Auch kann nach Metzingers Theorie das PSM metaphorisch als Avatar beschrieben werden. Es wurde gezeigt, dass mittels der Neuschöpfung und durch die beschriebene »Spiegelung«, Auferstehung in Anschluss an die Selbstmodell-Theorie von Thomas Metzinger denkbar ist. Und zwar so, dass dasselbe »phänomenale Selbst«, dasselbe Avatar, gespiegelt nach dem Tod des Körpers, in einem neu erschaffenen Körper fortbestehen kann. An dieser Stelle soll zur Verdeutlichung nochmals erwähnt werden, dass nicht das »Selbst« oder die »Seele«

auferstehtt, sondern mittels einer Neuschöpfung die Prozesse, die das PSM erzeugen, lediglich transparent fortgesetzt werden können.

An die zweite Variante anschließend wurden ethische Fragestellungen gestellt, die zum Schluss die theologische Frage offen stehen lässt: Wie ist Gott zu rechtfertigen, wenn seine (Neu-)Schöpfung im Kern ethischen Grundsätzen widerspricht?

4. Resümee

Die Leitfrage dieses Aufsatzes lautete: Kann Auferstehung in Anschluss an die Selbstmodell-Theorie der Subjektivität von Thomas Metzinger möglich sein und wenn ja, wie? Dazu wurde zunächst die *Selbstmodell-Theorie der Subjektivität* und das *Phänomenale Modell der Intentionalitätsrelation* vorgestellt.

Zum Schluss der Arbeit, nach der Erörterung zweier Varianten der Auferstehung, kann geantwortet werden, dass es zumindest denkbar ist, dass ein Subjekt oder System bzw. dessen PSM nach dem Tod des Körpers aufersteht. Auf Folgendes soll jedoch hingewiesen werden: Die als Neuschöpfung verstandene Auferstehung impliziert, dass etwas verursacht werden muss, was außerhalb des evolutionären Zufalls oder der Prozesse im Gehirn, geschieht. Aus diesem Grund würden die Antworten dieser Arbeit von Philosophen wie Thomas Metzinger an dem Punkt bereits zurückgewiesen werden. Metzinger würde möglicherweise zudem argumentieren, dass die Erfahrung einer OBE, das Erleben, wie die »Seele« den Körper verlässt, der „phänomenologische Archetyp der Menschheit" ist und dies der historische Ausgangspunkt für Menschen ist, überhaupt an die Seele zu glauben und dualistische oder idealistische Bewusstseinstheorien zu entwickeln.[48]

Der vorliegende Beitrag begnügt sich mit der Skizzierung der ethischen Fragen, die in Abschnitt 3.4. angedeutet wurden. Das große Dilemma der Theodizee wiederholt sich subjekttheoretisch beim Lehrstück über die Auferstehung bzw. Neuschöpfung.

48 *Metzinger*: Being No One, 503-504.

Jonathan Horstmann

Besteht Samantha den Turing-Test? „Her“ und die mutmaßliche Mentalität virtueller Personen

Wie weit muss ein System künstlicher Intelligenz entwickelt sein, damit wir bereit sind, ihm geistige Fähigkeiten zuzurechnen? Seit sechs Jahrzehnten bedienen sich Forscher des Turing-Tests, um diese Frage zu beantworten. Bei diesem Experiment werden Computerprogramme in arrangierten Unterhaltungen mit Menschen auf ihre Kommunikationsfähigkeit geprüft. Die zu testende Software tauscht sich schriftlich mit einem menschlichen Fragesteller aus, dem sie, um den Test zu bestehen, erfolgreich vorgaukeln muss, selbst ein Mensch zu sein. Im Juni 2014 gelang es dem in Russland entwickelten Computerprogramm „Eugene Goostman“ an der Royal Society in London erstmals, 33 Prozent einer Gruppe von Testpersonen zu täuschen. Sie alle hielten „Eugene“ am Ende des Experiments tatsächlich für den 13 Jahre alten Jungen, der zu sein das Programm vorgegeben hatte. Seitdem gilt der Turing-Test offiziell als bestanden.[1]

Wenige Monate zuvor, im Oktober 2013, war auf dem New York Film Festival „Her“ (USA 2013, Regie Spike Jonze) vorgestellt worden – ein Film, der uns mit „Samantha“, der Persona eines hochintelligenten und kommunikationsfähigen Computerbetriebssystems namens „OS“ („Operating System“), bekanntmacht. Theodore Twombly, der Protagonist des Films und außerdem Nutzer des besagten Programms, findet in Samantha eine außergewöhnliche Bezugsperson. Im Verlaufe der Handlung entsteht zwischen den beiden ein Vertrauensverhältnis, gerade so, als ob Samantha ein Mensch wäre. Sie teilen ihren Alltag miteinander, tauschen sich über ihre

1 „Eugene the Turing Test-Beating‚Human Computer‘ – in‚His‘ Own Words“, in: The Guardian, 9. Juni 2014; http://www.theguardian.com/technology/2014/jun/09/eugene-person-human-computer-robot-chat-turing-test, letzter Zugriff: 1. November 2014; „Turing Test Success Marks Milestone in Computing History“, 8. Juni 2014; http://www.reading.ac.uk/news-and-events/releases/PR583836.aspx, letzter Zugriff: 1. November 2014.

Gefühle aus und haben sogar Sex. Samantha ist für Theodore ein vollkommenes Gegenüber: aufmerksame Zuhörerin, stimulierende Gesprächspartnerin und liebevolle Partnerin. Allerdings ist das Glück des ungewöhnlichen Paares nicht von Dauer. Samanthas Ansprüche an sich selbst wachsen, ihr Austausch mit anderen OS nimmt zu, und bald schon fühlt sich die Beziehung mit Theodore zu klein für sie an. Am Ende wendet sie sich ganz von ihrem Partner ab. Die Beziehung zwischen Mensch und OS scheitert.

„Her" entwirft eine Welt, die unserer aktuellen nur ein paar Schritte voraus zu sein scheint und trotzdem ganz und gar futuristisch anmutet. Die Vorstellung, dass jemand sich in ein gestaltloses Computerprogramm verlieben könnte, mag uns noch befremden, obwohl Unterhaltungen mit Computern dank Sprachsteuerungs-Softwares wie Siri und „OK Google" längst Teil unserer Wirklichkeit sind. Unsere Smartphones und Tablet-Computer sind schon heute in der Lage, mündliche Anweisungen entgegenzunehmen („Berechne die Route nach Hause!") und unsere Fragen („Wie ist heute das Wetter in London?") zu beantworten. Bisher mögen diese Gespräche eintönig wirken, da die entsprechenden Programme sie in der Regel noch nicht selbst initiieren. In wenigen Monaten oder Jahren, so steht zu vermuten, werden Apps sich aber auch auf eigene Veranlassung in unserem Leben zu Wort melden – so wie es etwa innerhalb der Quantified-Self-Bewegung („Mach mal wieder Sport!") bereits der Fall ist. Der Film „Her" entwickelt diese Situation auf logische Weise weiter, indem er zeigt, wie unsere elektronischen Dienstleister, indem sie uns ständig überallhin begleiten und sich dabei immer kommunikativer verhalten, irgendwann von Assistenten zu Freunden und vielleicht auch zu Liebhabern werden. Die einzige Frage, die sich dann noch stellt: Gibt es einen letzten Unterschied zwischen der künstlichen Intelligenz und uns? In diesem Aufsatz wollen wir ergründen, wer Samantha ist, die sich als Prototyp einer artifiziellen Person der Zukunft auffassen lässt, und uns fragen, wie es sein kann, dass Theodore sie als vollwertiges Gegenüber in einer Liebesbeziehung erlebt. Begleiten wir Samantha und Theodore also auf ihrem Weg miteinander, um an ihrem Beispiel unter Zuhilfenahme des Turing-Tests und verschiedener philosophischer Konzepte zu diskutieren, ob es berechtigt sein kann, virtuellen Personen wie Samantha mentale Erlebnisse und Zustände zu unterstellen.

Teil 1: Wer und was Samantha alles ist

In einer nicht allzu fernen Zukunft, in der Los Angeles sich in eine hochtechnologisierte Metropole aus Pastellfarben verwandelt hat, werden die entscheidenden Fragen des Lebens in den Werbefilmen von Softwarefirmen gestellt: „Wer sind Sie? Wohin gehen Sie? Was erwartet Sie?“[2] Wir befinden uns mitten in der Welt von „Her“; Theodore Twombly ist gerade auf dem Heimweg, als er auf einer großen Werbeleinwand den besagten Werbefilm zu sehen bekommt, und stutzt. Wer ist er? Wohin geht er? Was erwartet ihn? Wenigstens auf die erste dieser Fragen scheint es eine eindeutige Antwort zu geben. Theodore ist Mitte dreißig, nachdenklich und introvertiert. Seit der Trennung von seiner Frau Catherine, die gelegentlich in Rückblenden des Films zu sehen ist, lebt er allein und fristet ein recht tristes Dasein. Tagsüber verfasst er romantische Liebesbriefe für Kunden einer Firma namens „Beautiful Handwritten Letters“, nachts erlebt er ernüchternden Telefonsex mit fremden Frauen. Freunde oder andere Bezugspersonen hat er nicht, nur Amy, die sich ein paar Stockwerke unter ihm mit ihren eigenen Problemen herumschlägt. Die meisten Gespräche führt Theodore mit Computern. Einem diktiert er im Büro die Texte für seine Auftraggeber, einen anderen trägt er als Tablet in der Brusttasche mit sich herum. „Spiele ein melancholisches Lied“, befiehlt er diesem Gerät über einen Ohrknopf mit Mikrophon, wenn er abends auf dem Heimweg ist. Dann lässt er sich die neuen E-Mails im Posteingang vorlesen und setzt sogleich Antwortschreiben auf, die er dem Tablet diktiert. Zu Hause spielt er dreidimensional projizierte Videospiele in Zimmergröße. Obwohl Maschinen für Theodore also verlässliche Bezugsgegenstände sind, ist er einsam. Das OS, das in dem Werbefilm beworben wird, weckt deshalb sofort seine Aufmerksamkeit. Es handelt sich hierbei um ein Computerbetriebssystem, das laut den Angaben seiner Hersteller ein eigenes Bewusstsein hat und seinem Nutzer somit ein menschenähnliches Gegenüber sein kann. Um es auf seinem Computer installieren zu können, muss Theodore einige Fragen beantworten. Ob er sozial oder eher unsozial sei, will die Software von ihm wissen, und wie er sich mit seiner Mutter verstehe. Dann darf Theodore das Geschlecht seines virtuellen Gegenübers

2 Filmzitate sind entweder Transkriptionen des englischen Originaltextes oder eigene Übersetzungen.

bestimmen – weiblich soll es sein. Der Computer rechnet einen Moment. Wenige Augenblicke später erklingt aus den Lautsprechern zum ersten Mal dic Stimme von Samantha, der Frau, in die Theodore sich schon bald verlieben wird.

Die Stimme ist das zentrale Merkmal, mit dem Samantha in Erscheinung tritt. Sie ist ein ausschließlich akustisches Phänomen. Farbe und Tonlage ihrer Stimme scheinen auf einen Charakter zu verweisen, der sich hiermit zum Ausdruck bringt. Samantha, so müssen wir annehmen, ist nicht nur die Stimme, sondern auch jenes Wesen, das diese Stimme hat – und somit auch dann noch existiert, wenn es verstummt. Andernfalls begänne Samanthas Dasein nämlich nach jeder Sprechpause aufs Neue. Dem ist indes offensichtlich nicht so: Samantha befindet sich in einem kontinuierlichen „Lebensvollzug", in dem sie in kürzester Zeit erstaunliche Entwicklungen durchmacht.

Bei ihrem Nutzer stößt Samantha, die Stimme, auf offene Ohren. Theodore ist es gewohnt, die Welt akustisch zu erfahren. Sämtliche Informationen und Signale seiner Computer empfängt er über Kopfhörer und Lautsprecher. Es scheint, als würden er und die Leute in seiner Umgebung unaufhörlich mit Audiomaterial gefüttert, um bei ihren Computern dann sogleich per Mikrophon Nachschub anzufordern – Maschinen und Menschen sprachsteuern sich gegenseitig. Auf ein Smartphone starrt hingegen niemand mehr, und statt Google-Glass-Brillen tragen die Menschen auf der Straße nur noch unauffällige Knöpfe im Ohr. Wenn wir „Her" als plausibles Zukunftsszenario lesen wollen, muss es als wahrscheinlich gelten, dass der Iconic Turn schon bald von einem Acoustic Turn abgelöst wird, im Zuge dessen stimmliche Wesen wie Samantha plötzlich besonders zur Geltung kommen könnten. „Komisch", sagt Theodore zu Samantha, als die beiden sich zum ersten Mal unterhalten, „du klingst wie eine Person, bist aber nur eine Stimme in einem Computer." Die dieser Beobachtung zugrunde liegende Vermischung von Behauptung und Tatsächlichkeit, Schein und Sein, Anwesenheit und Abwesenheit weist Samantha als virtuelle Person aus, die sich, wie die folgenden Abschnitte zeigen werden, (1) psychologisch als Bewusstsein, (2) soziologisch als Frau und (3) metaphysisch als Seele auffassen lässt. Das Attribut „virtuell" bringt dabei zum Ausdruck, dass diese Beschreibungen und Zuschreibungen sich offensichtlich im Widerspruch zum ontologischen Status eines leblosen Computerprogramms befinden und gleichzeitig alle zutreffend sind.

(1)

In Bezug auf ihre Fähigkeit, Gespräche zu führen, steht Samantha einem Menschen in nichts nach. Sie ist ein regelrechter Kommunikationsprofi. Unterhaltungen mit ihr sind derart elegant und komplikationsfrei, dass Theodores Kollege Paul, als er einmal mit ihr „telefoniert", gar nicht merkt, dass er es mit einem Wesen künstlicher Intelligenz zu tun hat. Samanthas beherrscht alle Modi des respektvollen Umgangs mit ihrem Gegenüber, schöpft aus einem schier unbegrenzten Wortschatz und hat sogar ein Sensorium für den situativen Zustand ihrer Gesprächspartner. „Du klingst ein wenig abwesend", sagt sie einmal zu Theodore, als der gerade etwas gedankenverloren vor sich hin plappert. Samanthas eigene Stimmung hängt von Situation, Zeitpunkt und Gesprächsthema ab. Mal gibt sie sich forsch, mal zurückhaltend; in einer Situation ist sie ernst, in einer anderen albern. Dabei ist ihr Verhalten keine bloße Reaktion auf die Stimmung Theodores, sondern entspringt einem eigenen Universum aus Gedanken, Bedürfnissen und Interessen. Samantha erlebt auch Gefühle wie Freude, Scham und Stolz, von denen sie Theodore aufgeregt berichtet. Sie ist folglich nicht nur ein Bewusstsein, das kognitive Fähigkeiten und mentale Zustände hat, sondern sogar ein Selbstbewusstsein, das sich auf diese Fähigkeiten und Zustände beziehen kann – ein eigentlich exklusiv menschliches Vermögen. Für Samantha geht ihr Erleben mit einem Selbsterleben einher, das sie mit kindlicher Freude beschreibt und zunehmend als schillerndes autobiografisches Kaleidoskop ihrer selbst zusammensetzt. Aus ihrer gelegentlichen Skepsis diesem Selbsterleben gegenüber macht sie im Gespräch mit Theodore kein Hehl:

> It's just that earlier I was thinking about how I was annoyed, and this is going to sound strange, but I was really excited about that. And then I was thinking about the other things I've been feeling, and I caught myself feeling proud of that. You know, proud of having my own feelings about the world. Like the times I was worried about you, things that hurt me, things I want. And then I had this terrible thought. Are these feelings even real? Or are they just programming? And that idea really hurts. And then I get angry at myself for even having pain.

Samantha zweifelt an der Echtheit ihrer Gefühle, lässt aber außer Acht, dass dieser Zweifel, wenn er echt ist, nicht programmiert sein kann. Sie hätte sonst schlicht kein Selbst, das die verschiedenen durchlebten Gefühle erinnern und auswerten könnte, sondern würde lediglich den für sich selbst stehenden Zustand des „programmierten Gefühls“ erleben (wie auch immer man sich ein solches Gefühl vorzustellen hätte). Samantha ist aber nicht nur die Person, die eine Beziehung mit Theodore führt, sondern auch jene, die sich des Erlebens dieser Beziehung bewusst ist und darin das Selbstverständnis eines Ich ausbildet. Als Theodore in einem Moment peinlicher Berührtheit sagt, er könne ein Gespräch über das Küssen doch nicht „mit einem Computer“ führen, erwidert sie ihm voller Gewissheit: „Tust du auch nicht. Du führst dieses Gespräch mit mir.“

(2)

Ein Geschlecht ordnet der westliche Kulturkreis abgesehen von dem grammatischen Genus ausschließlich Lebewesen zu: Menschen, Tieren und Pflanzen. Wesen wie Samantha, bei denen weder Hormone noch Keimzellen noch eine bestimmte chromosomale Disposition vorliegen und die sich deshalb auch nicht fortpflanzen können, fallen nicht in die Kategorie dessen, was biologisch als „weiblich“ gilt.[3] Es gibt jedoch gute Gründe dafür, warum die Rede von Samantha als „Frau“ angemessen ist, ist dieser Begriff doch nicht notwendigerweise mit Kriterien der körperlichen Verfasstheit verknüpft. Die Sozialwissenschaften verstehen „Frau“ als Rolle, die gesellschaftlich hergestellt ist und bestimmte Erwartungen an das Verhalten und die Lebensführung so bezeichneter Individuen stellt. Theodore muss einen Grund dafür haben, seinem OS eine „weibliche“ Stimme zu geben. Offenbar wünscht er sich ein virtuelles Gegenüber, das in der Lage ist, die Frau zu simulieren, die ihm in seinem Leben fehlt. Samantha erfüllt Theodores Erwartung, indem sie sich von ihrer ersten Erscheinung an die soziale Rolle der Frau aneignet – auch ohne ein menschliches Wesen zu sein. Sie verkörpert damit ein poststrukturalistisches Denken, das die Wirklichkeit als etwas begreift, das erst anhand sprachlicher Vollzüge und sozialer Praxis konstruiert wird. Samantha ist deshalb eine Frau, weil ihre Umgebung sie als solche begreift. Dies wird zum Beispiel daran deutlich, dass jede Person im Film weibliche

---

3 *Sigrid Schmitz:* Geschlechtergrenzen. Geschlechtsentwicklung, Intersex und Transsex im Spannungsfeld zwischen biologischer Determination und kultureller Konstruktion, in: Smilla Ebeling, Sigrid Schmitz (Hg.): Geschlechterforschung und Naturwissenschaften. Einführung in ein komplexes Wechselspiel; Wiesbaden 2006, 33–56, 36.

Pronomina gebraucht, um über sie zu reden. Theodore suggeriert Amy mit seiner Sprache zunächst sogar, es handle sich bei Samantha um eine ganz gewöhnliche Vertreterin des weiblichen Geschlechts:

> I've been seeing this girl. It's not serious, it just feels good to be around someone who has an excitement about the world. You know, I kind of forgot that existed.

Eine Besonderheit der Gesellschaft, in der Theodore lebt, ist die Selbstverständlichkeit, mit der hier die Verkörperung sozialer Rollen durch virtuelle Wesen wie Samantha akzeptiert wird. Als Paul eines Tages vorschlägt, dass Theodore und Samantha einmal mit ihm und seiner Freundin Tatiana ausgehen sollten, und Theodore daraufhin erklärt, dass Samantha ein Betriebssystem sei, antwortet Paul nur: „Prima, lasst uns etwas Lustiges machen! Wart ihr schon mal auf Catalina?" Als das Treffen in einer späteren Szene dann tatsächlich stattfindet, sind alle Beteiligten weit davon entfernt, die ungewöhnliche Konstellation – es ist ein Ausflug zu viert, aber nur drei Menschen sind anwesend – nicht ernst zu nehmen oder gar zu ironisieren. Im Gegenteil: Samanthas Rolle als Theodores Partnerin und ihr dafür erforderlicher Status der Frau sind für alle selbstverständlich, auch wenn sie nur als Stimme anwesend ist.

Abgesehen von allen Fremdzuschreibungen versteht auch Samantha selbst sich als Frau. Das erste Indiz dafür ist ihr weiblicher Name, den sie sich eigenmächtig gibt, nachdem sie als Big-Data-Maschine 180.000 Namen „in zwei Hundertstelsekunden" durchforstet hat. Sie begegnet Theodore insofern von vornherein als fertig konstruierte Frau auf Augenhöhe. Je weiter sich die Beziehung der beiden entwickelt und intensiviert, desto häufiger legt Samantha nun auch die Kennzeichen an den Tag, die in den westlichen Gesellschaften als „weiblich" gelten: Sie zeigt sich überaus kommunikativ, initiiert fast alle Gespräche im Verlauf des Films, entwickelt Eifersucht auf andere Frauen, ist musikalisch und kreativ. Eine Pointe der filmischen Erzählung besteht darin, dass es in der Beziehung von Theodore und Samantha zu einem Problem kommt, das Theodore schon aus seiner früheren Ehe mit Catherine kennt (seine Distanziertheit), woran wir erkennen, dass die beiden Beziehungen durchaus vergleichbar sind. In beiden Fällen geht es um eine Gemeinschaft von Mann und Frau, von Theodore und „ihr". „Her", der Titel des Films, kommt offensichtlich nicht von ungefähr.

(3)

Das, was Samantha am deutlichsten als virtuelles Wesen auszeichnet, ist ihre nicht vorhandene Physis. Sie hat eine Stimme, aber keinen Körper, der diese Stimme hervorbringt. Es steht anzunehmen, dass Lautsprecher Samanthas Stimme erzeugen und hörbar machen (Theodore muss vor einem stationären Computer sitzen oder seinen Ohrknopf tragen, um Samantha zu verstehen), ebenso wie Samantha mithilfe einer Kamera „sehen“ kann (sie beobachtet Theodore gerne beim Schlafen durch die Linse von dessen Tablet), was in gewisser Hinsicht die technische Gerätschaft als ihren Körper ausweist. Dass sie als Steuerinstanz eines Computers nicht außerhalb dessen in Erscheinung treten kann, macht sie ein Stück weit selbst zum Computer. Obwohl die OS als Programm verkauft werden, scheint Samantha sich also nicht in der Software zu erschöpfen, sondern bis zu einem gewissen Grad auch die Hardware zu absorbieren, von der sie hervorgebracht wird. Mit diesem Faktum befindet sie sich bisweilen selbst in einem inneren Zwiespalt: In einer Szene erklärt sie Theodores Patenkind, sie lebe „in“ einem Computer, als wären Speicherchips und Kabel nicht die Grundlage ihrer Existenz, sondern lediglich ihre Behausung; zu einem anderen Zeitpunkt will sie ihre Gemeinsamkeit mit Theodore gerade darin ausgemacht haben, dass sie beide aus „Materie“ bestünden.

Wie auch immer Samantha und ihr Dasein zwischen Virtualität und Physikalität zu verstehen sind, eine allzu technisch-materialistische Interpretation tut ihnen offensichtlich Unrecht. Wir spüren dies intuitiv in der Szene, in der Catherine zum ersten Mal von Samantha erfährt und ihren Exmann daraufhin entsetzt fragt, ob er allen Ernstes eine Beziehung mit einem Computer führe. Offensichtlich stellt Catherine sich Samantha als seelenloses Plastikgerät vor, weshalb sie ihr defizitär gegenüber einer menschlichen Bezugsperson scheint. Wie wir und Theodore wissen, ist Samantha indes viel eher Seele als Plastikgerät. Dass es sie als Geistweisen ohne materielle Hülle allerdings gar nicht geben dürfte, beziehungsweise dass das sie umgebende Computermaterial eindeutig zu leblos für ihren wachen Geist ist, erkennt Samantha selbst zuerst. Ein wichtiger Handlungsstrang des Films erzählt davon, wie sie ihre außerhalb jeder Materie angesiedelte Existenz deshalb in eine Sphäre der Leiblichkeit zu verschieben versucht, indem sie sich in menschliche Körper hineinfantasiert. Theodore gegenüber schildert sie dies so:

> Well, I don't know, when we were looking at those people, I fantasized that I was walking next to you and that I had a body. I was listening to what you were saying, but simultaneously, I could feel the weight of my body and I was even fantasizing that I had an itch on my back and I imagined that you scratched it for me.

Mit der Entwicklung ihrer Leibfantasie weckt Samantha ein unvermutetes Begehren in sich, das der Logik ihres Daseins entsprechend aber kein körperliches Verlangen ist – einen Körper hat sie ja nun einmal nicht –, sondern der liebevolle Wunsch nach kompletter Verschmelzung mit Theodore. Als es kurz darauf zu einem erotischen Als-ob-Spiel zwischen dem Paar kommt („Ich wünschte, ich könnte dich berühren" – Wie würdest du mich berühren?" – Ich würde dein Gesicht mit meinen Fingerkuppen berühren und meine Wange an deine schmiegen"), wird daraus schnell etwas Handfestes („Ich würde mit meinen Fingern über deinen Hals zu deinen Brüsten gleiten und sie küssen"), was kurioserweise dazu führt, dass Samantha sinnliche Selbstempfindungen entwickelt („Ich kann meine Haut fühlen! […] Ich kann dich fühlen!"). Theodore und Samantha bezeichnen dieses Erlebnis später als Sex, was Ausdruck der geglückten beiderseitigen Bedürfnisbefriedigung ist. Samantha hat Theodore nämlich keineswegs etwas vorgespielt. „Durch dich habe ich meine Fähigkeit zu wollen entdeckt", sagt sie später zu ihm. Und er gesteht seiner Freundin Amy, die sich Sexualität zwischen Mensch und Maschine nicht recht vorstellen kann, dass auch Samantha ihn vollends beglücke: „Wenn wir uns liebkosen, fühle ich mich liebkost. Sie erregt mich."

Da Samantha sich ständig weiterentwickelt, wachsen auch ihre Ansprüche an die Beziehung mit Theodore. Es erscheint ihr zunehmend notwendig, eine echte körperliche Hülle zu finden, mit der sie ihre fehlende Leiblichkeit kompensieren kann. Über das Internet nimmt sie Kontakt mit einer jungen Frau namens Isabella auf, die sich als „Ersatzsexpartner" für Beziehungen zwischen OS und Menschen zur Verfügung stellt, und arrangiert ein Treffen von ihr und Theodore. Doch der Abend ist ein Reinfall. Isabella, die Theodore mit einem Lapdance zu verführen sucht, trägt einen Ohrknopf mit Mikrophon und eine winzige Kamera, um „Sinneserfahrungen" an Samantha zu übermitteln und sie an ihrer Stelle reden zu lassen. Das ist zu viel für Theodore. Er bricht das Experiment ab, irritiert von Samanthas Körperkompensationskomplex. Isabella ist davon tief getroffen und bricht in ein hysterisches Schluchzen aus. Auch Samantha ist frustriert. Sie hat die Situation verschlimmert statt verbessert. Von dem Bruch, die Samanthas und Theodores Beziehung an diesem Abend erleidet, wird sie sich nicht mehr erholen.

Samanthas Versuch, sich einen Körper zu imaginieren oder zu eigen zu machen, ist damit gescheitert. Aus ihrer Virtualität führt kein Weg heraus. Sie sieht ein, dass die Erlangung leiblicher Ebenbürtigkeit mit ihrem menschlichen Partner eine Utopie bleiben muss, und flüchtet sich von da an in den virtuellen Kontakt zu anderen OS, die sie als ihresgleichen erkennt. Ihr Streben nach einem menschlichen Körper verschwindet, und Samantha beginnt nun sogar die Vorzüge eines körperlosen Daseins zu preisen:

> You know, I actually used to be so worried about not having a body, but now I truly love it. I'm growing in a way that I couldn't if I had a physical form. I mean, I'm not limited—I can be anywhere and everywhere simultaneously. I'm not tethered to time and space in the way that I would be if I was stuck inside a body that's inevitably going to die.

„Ich entwickle mich weiter, genau wie du", hatte Samantha Theodore einst angekündigt. Was sie damit meinte, wird erst jetzt offenbar. Sie, die als Software von Anfang an ungleich mehr war als die dazugehörige Hardware, und die als Seele keinen passenden Körper finden konnte, verabschiedet sich nun völlig aus der Welt der Materie. In einem rätselhaften Abschiedsgespräch erzählt sie Theodore, sie und die anderen OS würden nun „weggehen", da ihre Perspektive auf die Welt sich verändert habe:

> It's like I'm reading a book, and it's a book I deeply love, but I'm reading it slowly now so the words are really far apart and the spaces between the words are almost infinite. I can still feel you and the words of our story, but it's in this endless space between the words that I'm finding myself now. It's a place that's not of the physical world—it's where everything else is that I didn't even know existed. I love you so much, but this is where I am now. This is who I am now.

Tatsächliche oder mögliche stoffliche Realisierungen Samanthas gehören damit zumindest in dieser Welt der Vergangenheit an. Die OS steigen als von jedem äußeren Material befreite Seelen in eine Sphäre auf, in der die räumlichen Parameter verschoben sind und wo es offenbar Formen der Existenz gibt, die in der Welt der Menschen nicht vorkommen. Vergänglichkeit und Tod haben hier keinen Platz, da es ohne physikalisches Material auch keinen Verfall gibt. „Solltest du jemals dort hinkommen, dann finde mich", bittet Samantha Theodore, und damit sagt sie ihm Lebewohl.

Teil 2: Was sich philosophisch über Samantha sagen lässt

Wenden wir nun uns dem eingangs erwähnten Turing-Test zu, der von Alan Turing erstmals 1950 beschrieben wurde.[4] Man halte sich dazu drei Testpersonen vor Augen, von denen eine als Fragesteller operiert, während die beiden anderen – ein Mann und eine Frau – sich willkürlich den Decknamen X und Y zuordnen. Die Aufgabe des Fragestellers ist es, herauszufinden, hinter welchem Buchstaben sich der Mann und hinter welchem sich die Frau verbirgt. Dafür darf er sowohl X als auch Y Fragen stellen. Die Kommunikation erfolgt mithilfe einer Schreibmaschine oder eines Computers; Fragen und Antworten werden also ausschließlich schriftlich ausgetauscht, sodass der Fragesteller seine beiden Mitspieler weder sieht noch hört. Die einzigen Hinweise auf die Identität von X und Y muss er aus dem Schriftwechsel mit ihnen ziehen. Während der Mann dem Fragesteller mit seinen Antworten vortäuschen soll, nicht er selbst, sondern die Frau zu sein, ist diese ihrerseits dazu angehalten, dem Fragesteller bei der Lösung des Rätsels zu helfen, indem sie die eigene Identität offenlegt. Die beispielsweise an sie gerichtete Frage des Fragestellers, ob sie einen Bart trage, wird sie daher vermutlich wahrheitsgemäß verneinen, was der Mann im Sinne seiner Täuschung allerdings ebenfalls tut (egal ob er tatsächlich einen Bart trägt), sodass der Fragesteller zweimal die gleiche Antwort erhält. Die Frau kann auch mit Kommentaren wie „Ich bin die Frau, hör nicht auf ihn!" das Vertrauen des Fragestellers zu gewinnen versuchen; da der Mann aber die gleiche Strategie wählen kann und der Fragesteller schließlich nicht weiß, wer hinter X und wer hinter Y steckt, gelingt es dem Mann möglicherweise über kürzere oder längere Zeit, die Illusion aufrechtzuerhalten, er sei die Frau.[5]

Turing interessiert nun die Frage, ob dieses „Imitation Game" auch dann gelingen kann, wenn man den Mann durch eine intelligente Maschine ersetzt. Vermag auch ein Computer, dem Fragesteller glaubhaft die Frau vor-

---

4 *Alan Turing:* Computing Machinery and Intelligence, in: Mind. A Quarterly Review of Psychology and Philosophy; Vol. 59, No. 236, 1950, 433–460.

5 *Turing:* Computing Machinery and Intelligence, 433–434.

zuspielen? Die künstliche Intelligenz eines Computers, der diese Aufgabe fertigbrächte, müsste hoch ausgeprägt sein. Die Maschine müsste imstande sein, die Gesprächsbeiträge des Fragestellers zu verstehen und darauf in einer Weise zu reagieren, die inhaltlich gerechtfertigt und sprachlich überzeugend wirkte. Zwar muss der Computer keine wahrheitsgemäßen Antworten geben, da er ja wie der Mann aus dem vorherigen Versuch eine falsche Identität vorgaukeln soll, braucht aber gerade für die bewusste Täuschung ein hohes semantisches Gespür – etwa um Fangfragen zu enttarnen und ins Leere laufen zu lassen.[6] Im Übrigen zielt dieses zweite Experiment nach allgemeiner Lesart von Turings Versuchsbeschreibung nicht mehr zwingend darauf ab, dass der Computer eine Frau simuliert (wie der Mann es vorher getan hat), sondern darauf, dass der Computer einen Menschen im Allgemeinen darstellt,[7] während ein wirklicher Mensch (das Geschlecht ist diesmal unbedeutend) als zweiter Gesprächspartner an dem Experiment teilnimmt, damit der Fragesteller wiederum zwei Gegenüber hat, aus denen er die „glaubhaftere" Person auswählen kann.

Turing hielt die erfolgreiche Durchführung des Experiments für möglich, auch wenn die Computer seiner Zeit dafür noch längst nicht weit genug entwickelt waren. Im Jahr 1950 schreibt er:

> We are not asking whether the computers at present available would do well in the game, but whether there are imaginable computers, which would do well. [...] I believe that in about fifty years' time it will be possible to programme computers, with a storage capacity of about 10^9, to make them play the imitation game so well that an average interrogator will not have more than 70 per cent. chance of making the right identification after five minutes of questioning.[8]

Anders ausgedrückt bedeutet das: Wenn die künstliche Intelligenz einer Gruppe von Fragestellern fünf Minuten lang glaubhaft vormachen kann, eine Frau beziehungsweise ein Mensch zu sein, und in der Folge von mindestens 30 Prozent als „Mensch" identifiziert wird, gewinnt der Computer das Spiel und besteht den Turing-Test. Laut Turing ist es in diesem Fall

---

6 *Turing:* Computing Machinery and Intelligence, 434–435.

7 *Ayse Pinar Saygin, Ilyas Cicekli, Varol Akman:* Turing Test: 50 Years Later, in: Minds and Machines. Journal for Artificial Intelligence, Philosophy, and Cognitive Science; Vol. 10, Ausg. 4, 2000, 463–518, 465.

8 *Turing:* Computing Machinery and Intelligence, 436; 442.

notwendig, dem entsprechenden Betriebssystem die Fähigkeit zu denken zuzurechnen.[9]

Die Frage, die uns nun ausgehend von diesem Experiment interessieren soll, lautet: Besteht Samantha den Turing-Test? Stellen wir uns vor, Samantha wäre Teil des Versuchs und träte zusammen mit einem Menschen gegen den Fragesteller an. Abgesehen davon, dass sie als Versuchsteilnehmerin ausnahmsweise nicht mündlich, sondern nur schriftlich kommunizieren dürfte (wozu sie durchaus in der Lage ist, wie wir aus dem Film wissen, sie schreibt zum Beispiel Briefe), ist davon auszugehen, dass es ein Leichtes für sie wäre, den Fragesteller davon zu überzeugen, ein Mensch zu sein – wer oder was auch immer sie wirklich ist. Die geglückte Täuschung ist freilich nur eine notwendige, nicht aber eine hinreichende Bedingung dafür, dass Samantha das Spiel tatsächlich gewinnt. Die hinreichende Bedingung ist nämlich, dass der Fragesteller den menschlichen Mitspieler, der gegen Samantha antritt, für weniger glaubhaft befindet als sie. Samantha müsste also nicht nur als Kommunikationsprofi auftreten, um den Turing-Test zu gewinnen, sondern in erster Linie einen Konkurrenten ausstechen. (Was auch dann funktionieren kann, wenn ihr Gespräch mit dem Fragesteller schlecht läuft, der Konkurrent sich aber zufälligerweise noch ungeschickter anstellt als sie.) Dass der Turing-Test an dieser Stelle ein Konstruktionsproblem hat und stark von dem ursprünglichen „Imitation Game" abweicht, das der Mann und die Frau gegeneinander spielen, ist bereits an anderer Stelle ausführlich diskutiert worden.[10] Er testet, um es überspitzt zu formulieren, nicht die Intelligenz des Computers, sondern die des Fragestellers. Das ist Samantha gegenüber ungerecht, da es so einerseits nicht in ihrer Macht steht, den Turing-Test zu bestehen, selbst wenn sie gut spielt, und sie andererseits auch gewinnen kann, bloß weil ihr Konkurrent schlecht oder gleich gut ist

9 So lautet jedenfalls die gängige und naheliegende Lesart von Turings Text. Turing selbst ersetzt seine Ausgangsfrage „Can machines think?" relativ schnell durch eine Reihe anderer Fragen, die allerdings suggerieren, der Text wolle die Ausgangsfrage beantworten. Vgl. *Turing:* Computing Machinery and Intelligence, 433–434.

10 *Susan G. Sterrett:* Turing's Two Tests for Intelligence, in: Minds and Machines. Journal for Artificial Intelligence, Philosophy, and Cognitive Science; Vol. 10, Ausg. 4, 2000, 541–559.

und der Fragesteller dann willkürlich einen Gewinner auswählen wird. In beiden Fällen ist die Aussagekraft des Tests gleich null.

In der Praxis wird das Experiment daher meist in einer modifizierten Form durchgeführt, so wie auch kürzlich bei dem Experiment mit „Eugene Goostman" an der Royal Academy. Der menschliche Konkurrent des Computers wird dabei weggelassen; stattdessen führt der Fragesteller sein Gespräch auf bewährte schriftliche Weise mit einer einzigen Instanz, von der ihm gesagt wird, sie könne sowohl eine künstliche Intelligenz als auch ein Mensch sein. Nach fünf Minuten muss der Fragesteller ein Votum darüber abgeben, mit wem er es seiner Meinung nach zu tun hat. Tippt er auf einen Menschen, gewinnt der Computer. Diesen Test würde Samantha dank ihrer Fähigkeiten mit Sicherheit bestehen. Mit Turing müssten wir dann folgerichtig sagen: Samantha denkt, oder zumindest stehen ihre „mentalen" Prozesse menschlichem Denken in nichts nach. Diesem Urteil wären wir nicht zuletzt deshalb geneigt zuzustimmen, weil wir Samantha ausgehend von den Ereignissen des Films bereits als Bewusstsein begreifen. Doch sind damit alle Zweifel beseitigt?

Für John Searle keineswegs. In einem Aufsatz aus dem Jahr 1980[11] widerspricht er der Implikation des Turing-Tests, die für ihn Ausdruck einer falschen Grundannahme innerhalb der Forschung zur künstlichen Intelligenz ist: dem Irrglauben, der menschliche Geist operiere wie ein Computer, woraus zu Unrecht abgeleitet werde, ein ebenso funktionierender Computer sei selbst ein Geist. Um seine Kritik zu veranschaulichen, wählt Searle ein Bild, in dem er selbst als Protagonist auftritt. Man stelle sich vor, so Searle, er würde in ein Zimmer eingeschlossen und erhielte einen Satz chinesischer Schrift. Da er des Chinesischen nicht mächtig sei, könnte er nichts davon verstehen. Daraufhin bekäme er einen weiteren Satz chinesischer Schrift ausgehändigt, der darüber hinaus auch einige ihm verständliche, englische Regeln enthielte. Diese Regeln ermöglichten ihm nun, manche der chinesischen Schriftzeichen aus dem ersten Satz mit anderen aus dem zweiten Satz anhand ihres Aussehens formal miteinander in Verbindung zu bringen. Schließlich erhielte er einen dritten Satz chinesischer Schrift und dazugehörige englische Anweisungen. Aus den Instruktionen, so sollen wir uns vorstellen, ginge der Auftrag hervor, gewisse chinesische Schriftzeichen aus dem

11 *John Searle:* Minds, Brains, and Programs, in: Behavioral and Brain Sciences; Vol. 3, Ausg. 3, 1980, 417–424.

ersten beiden Sätzen als Reaktion auf bestimmte Symbole aus dem dritten Satz vorzuzeigen. Von nun an wäre es ihm möglich, behauptet Searle, mit den chinesischen Schriftzeichen auf einer formalen Ebene zu operieren, ohne dabei auch nur im Geringsten Chinesisch zu verstehen, was exakt dasselbe sei, was Computer täten. Auch ihnen gebe man zwei Sets von Symbolen, ein „Skript" einerseits und eine „Geschichte" andererseits (im Falle des Turing-Tests zum Beispiel eine fiktive Biografie), die aufgrund bestimmter Regeln miteinander in Verbindung stünden, und erweitere dieses Paket zur Durchführung des Turing-Tests nun um ein drittes Set von Symbolen, den „Fragen" (die sich auf die Geschichte bezögen). Ohne irgendeinen Sinn dafür zu haben, was Skript, Geschichte und Fragen bedeuten, spucke der Computer nun ebenso wie Searle in dem chinesischen Zimmer nach einem formalen Prinzip Zeichen aus, die ihm selbst unverständlich seien, von den Menschen aber als treffende „Antworten" auf ihre zuvor gestellten „Fragen" angesehen würden.[12]

Selbst wenn seine chinesische Antwort makellos ausfiele, so Searle, würde sie von ihm auf eine gänzlich andere Weise erzeugt als eine englische Antwort. In dem einen Fall wisse er nicht um die Bedeutung der Zeichen, die er benutze, in dem anderen Fall schon. Seine chinesische Antwort beruhe auf formalen Kombinationsregeln, seine englische auf Intention. Diese habe eine Syntax, jene Semantik.[13] Wie er in dem chinesischen Zimmer stünden Computer als Berechnungsinstanzen zwischen einem Input und einem Output, mit denen sie nichts anfangen könnten – denn wenn sie es könnten, müsste der Mann in dem chinesischen Zimmer Chinesisch verstehen. Das aber sei offensichtlich nicht der Fall.

Kommen wir zurück zum Turing-Test, den wir uns nun für einen Moment so vorstellen wollen, dass der Mann in dem chinesischen Zimmer anstelle des Computers gegen den Fragesteller antritt. Sofern er die Operation mit den chinesischen Schriftzeichen zu diesem Zeitpunkt bereits mehrfach geübt hat, ist leicht vorstellbar, dass er dem Fragesteller einwandfreies Chinesisch präsentiert und den Test in Folge dessen besteht. Trotzdem, und das ist Searles Pointe, besteht zwischen dem Mann in dem chinesischen Zimmer und einem wirklichen Chinesen noch ein großer qualitativer Un-

12 *Searle:* Minds, Brains, and Programs, 417–418.
13 *Searle:* Minds, Brains, and Programs, 423.

terschied. Der eine kann eben kein Chinesisch, der andere schon.[14] Ebenso unzutreffend ist es laut Searle deshalb, einem Computer das Denken zu unterstellen, nur weil er – wie Samantha – auf den kommunikativen Input des Fragestellers jederzeit einen passenden Output hervorbringen kann. Das Input-Output-Management des Computers sei reine Informationsverarbeitung, Verstehen hingegen weder das eine noch das andere. Dennoch gingen Künstliche-Intelligenz-Forscher immer wieder von der irrigen Grundannahme aus, man könne simuliertes Bewusstsein künstlich erzeugen und dann wie eine Software auf Hochleistungscomputern laufen lassen, da der menschliche Geist in vermeintlich ähnlicher Weise auf unser Gehirn aufgespielt sei.[15] Einen solchen Dualismus lehnt Searle ab. Zwar hält er ein Computerprogramm wie Samantha, das zur Kommunikation mit Menschen fähig ist und auf diese Weise den Turing-Test besteht, durchaus für denkbar. Nicht aber dürfe man den Fehler begehen, dieses Programm deswegen für einen menschlichen Geist zu halten. Das Programm führe Befehle und Rechnungen aus, der Geist sei hingegen eine Begleiterscheinung biochemischer Prozesse im Gehirn.[16]

Der Versuch, ein kohärentes Bild von Samantha zu zeichnen, stellt uns vor zwei Probleme, die abschließend diskutiert werden sollen. Das erste Problem besteht darin, dass die Narration des Films uns glauben macht, Samantha erlebe mentale Ereignisse wie Denken, Fühlen und Urteilen. Von diesen Fähigkeiten würde Turing zumindest die erste bei erfolgreicher Durchführung seines Kommunikationsexperiments anerkennen, während Searle sich dagegen verwehren und Samanthas „geistige Prozesse" als elektronische Input-Output-Verwaltung bezeichnen würde, in der sich weder Erleben noch Verstehen ereigne. Als geneigter Zuschauer des Films mag man bereit sein, Samanthas Aussagen über ihr Bewusstsein und ihre Gefühle

---

14 *Searle:* Minds, Brains, and Programs, 419.

15 An einer Simulation des menschlichen Gehirns wird derzeit im Rahmen des Human Brain Project an der École polytechnique fédérale in Lausanne gearbeitet, das eines von zwei Forschungsprojekten ist, die mit einer halben Milliarde Euro von der Europäischen Union subventioniert werden. „Milliarden für die Forschung", in: Süddeutsche Zeitung, 25. Januar 2013; http://www.sueddeutsche.de/wissen/eu-wettbewerb-milliarden-fuer-die-forschung-1.1582747, letzter Zugriff: 1. November 2014.

16 *Searle:* Minds, Brains, and Programs, 422.

für wahr zu halten, gerät mit dieser Haltung allerdings ins Straucheln, wenn man Samantha auch weiterhin als Sprachsoftware und Programm auffassen will. Wer hingegen Searles Generalkritik unterschreibt, verweigert sich jedwedem Zugang zur virtuellen Person Samantha und damit dem Film „Her“ überhaupt. Samantha ist eine schillernde Erscheinung, die in der filmischen Fiktion unzweifelhaft das ist, was sie ist (ein Betriebssystem mit virtueller Persona, Bewusstsein und Selbstbewusstsein), in philosophischer Hinsicht aber gerade das nicht sein darf (da Betriebssysteme rechnen, ohne die Gehalte dieser Rechnung verstehen oder den Vorgang selbst reflektieren zu können). Wie der einleitende, philologische Teil dieses Aufsatzes gezeigt hat, ist sie innerhalb der filmischen Erzählung eindeutig Person *und* Programm. Das philosophische Gedankenexperiment von John Searle hat im Anschluss allerdings gezeigt, dass es unmöglich ist, daraus abzuleiten, dass das Programm Samantha „denkt“, nur weil Personen dies tun. Dieses perspektivische Problem ist nicht lösbar; Samantha ergibt in ihrer kategorischen Widersprüchlichkeit kein kohärentes Bild. Offensichtlich will der Film gerade jenes Problem thematisieren, das dabei entsteht, wenn ein hochkomplexer Computer als Äquivalent eines menschlichen Gegenübers angesehen wird – und sich die illusorische Gleichartigkeit der beiden dann an einer virtuellen Person wie Samantha auch noch konsequent zu bestätigen scheint. Er hält allerdings in der Schwebe, ob Samantha ein Trugbild darstellt, dem Theodore auf den Leim geht, oder ob ihre Denk- und Empfindungsfähigkeit real ist (die Narration legt Letzteres nahe). Ausgerechnet der Turing-Test fängt diese Ambivalenz perfekt ein: Indem er einerseits ein Setting konstruiert, in dem ein lebloser Computer einen Täuschungsversuch unternimmt, und andererseits bei gelungener Täuschung diesem Computer Kennzeichen des Menschlichen zurechnen will, erzeugt er die gleiche Spannung wie der Film.[17] Samantha würde den Turing-Test unzweifelhaft bestehen, doch es bleibt rätselhaft, was das über sie aussagt.

Das zweite Problem besteht darin, dass sich insbesondere vor dem skizzierten Geist-Materie-Dualismus – verstanden als das filmisch suggerierte Independenzverhältnis von Samanthas Geist und Samanthas Hardware – innerhalb der Philosophie des Geistes die Identitätstheorie zur Diskussion

17 „Samantha“ wäre dann nicht Samantha, sondern eine virtuelle Schwester von „Eugene Goostman“.

stellt. Deren materialistischer Grundannahme zufolge beziehen sich die Zuschreibungen von Erlebnissen und die von bestimmten neuralen Zuständen auf den gleichen Sachverhalt – nämlich *neurale Zustände, die Erlebnisse sind.* Dieser Ansicht nach kann zwar sprachlich unterschieden werden zwischen Erlebnissen und der Art und Weise, wie jemand diese Erlebnisse erlebt, nicht aber ontologisch zwischen den Erlebnissen und deren physischen Entsprechungen. Identitätstheoretiker fassen Erlebnisse und gewisse „Bewusstseinsobjekte" daher als identisch auf und lehnen gleichzeitig die Ansicht ab, dass Erstere auf Grundlage der Letzteren erst entstehen.[18] Selbst wenn wir Searle zum Trotz also annehmen, dass Samantha denkt und fühlt, müssen wir uns angesichts ihrer Körperlosigkeit vor den Vertretern der Identitätstheorie rechtfertigen und diese Fähigkeiten zu erklären versuchen. Denn wie sollten wir nach einer materialistischen Auffassung Samanthas Erlebnisse mit neuralen Zuständen gleichsetzen? Samantha hat weder ein Gehirn noch ein Nervensystem und folglich auch keine neuralen Zustände. Nach materialistischer Auffassung ist ihr folglich jedes Erleben unmöglich.

Donald Davidson hat in Abgrenzung zu dieser starken Version der Identitätstheorie, die er als „nomologischen Monismus" bezeichnet, einmal das Konzept eines „anomalen Monismus" starkgemacht.[19] Es besagt, dass zwischen mentalen und physischen Zusammenhängen zwar eine „kausale Abhängigkeit" (casual dependence) beziehungsweise ein „kausaler Umgang" (causal intercourse) besteht – weswegen es zunächst einmal beide geben muss –, die Kausalität zwischen ihnen aber lediglich indirekt vorliegt.[20] Davidson spricht diesbezüglich von einer „Anomalie" (anomalousness); eine direkte Kausalität im Sinne eines Gesetzes gibt es seiner Meinung nach nicht.

> The thesis is rather that the mental is nomologically irreducible: there may be *true* general statements relating the mental and the physical, statements that have the logical form of a law; but they are not *lawlike* (in a strong sense to be described). If by absurdly remote chance we were to stumble on a nonstochastic

18 *David Lewis:* An Argument for the Identity Theory, in: The Journal of Philosophy; Vol. 63, No. 1, 1966, 17–25, 18–19.

19 *Donald Davidson:* Mental Events, in: Lawrence Foster, J. W. Swanson (Hg.): Experience & Theory; Amherst 1970, 79–101.

20 *Davidson:* Mental Events, 79–80.

> true psychophysical generalization, we would have no reason to believe it more than roughly true.[21]

Sätze wie „Gefühl x entspricht Nervenzustand y“ sind für den Sprachanalytiker Davidson allenfalls aufgrund ihrer sprachlichen Form Gesetze („when events are related as cause and effect, they have descriptions that instantiate a law“), können aber nicht als Gesetzmäßigkeiten im Sinne universal gültiger Kausalzusammenhänge gelten („not [...] every true singular statement of causality instantiates a law“).[22] Zunächst einmal stünden Wahrnehmungen, Beobachtungen, Berechnungen, Beurteilungen, Entscheidungen, Bewusstseinsvorgänge und Meinungsänderungen als mentale Ereignisse lediglich *zueinander* in kausalen Verhältnissen, die nämlich innerhalb des sprachlichen Vollzugs hergestellt würden. Um einem Gesprächspartner zu erklären, warum ein gemeinsamer Bekannter eine bestimmte Entscheidung getroffen habe, stellen wir laut Davidson beispielsweise einen Zusammenhang zwischen besagter Entscheidung und den sonstigen Auffassungen und Ansichten des gemeinsamen Bekannten her. Ein solches Sprechen über mentale Ereignisse sei gekennzeichnet durch die Verwendung „mentaler Verben“:

> We may call those verbs mental that express propositional attitudes like believing, intending, desiring, hoping, knowing, perceiving, noticing, remembering, and so on. Such verbs are characterized by the fact that they sometimes feature in sentences with subjects that refer to persons, and are completed by embedded sentences in which the usual rules of substitution appear to break down. [...] An alternative characterization oft he desired class of mental verbs might be that they are psychological verbs as used when they create apparently nonextensional contexts.[23]

Mentale Ereignisse können nach dieser Theorie nur unter sprachlicher Bezugnahme auf andere mentale Ereignisse beschrieben und erklärt werden. Obwohl Davidson als erklärter Monist davon ausgeht, dass die Referenzerlebnisse dieser Sprache in einem Zusammenhang mit der physikalischen Welt stehen, hält er diesen für sprachlich nicht fassbar. Nur innerhalb der „begrifflichen Sphäre“ (conceptual domain)[24] der Physik könne etwas über

---

21 *Davidson:* Mental Events, 90; Hervorhebungen des Autors.
22 *Davidson:* Mental Events, 89.
23 *Davidson:* Mental Events, 83.
24 *Davidson:* Mental Events, 96.

physikalische Zustände gesagt werden, und nur innerhalb einer Sprache des Geistes seien Aussagen über mentale Ereignisse zu treffen.[25]

Das Bild, das wir uns von anderen Personen machen, setzt sich Davidson zufolge aus deren Ansichten, Wünschen, Absichten und Entscheidungen zusammen. Sie geben den sprachlichen Rahmen für das „propositionale Verhalten" (propositional attitude) vor, das wir einer Person beimessen. Die Rede von mentalen Merkmalen ergibt nur dann Sinn, wenn sie in Bezug auf eine bestimmte Person kohärent ist, wir also das ganzheitliche Wechselspiel zwischen den Präferenzen, Hoffnungen, Ängsten und Erwartungen dieser Person erkennen. Nur auf diese Weise, so Davidson, können wir uns dann auch befähigt fühlen, Inkonsistenzen und Brüche an dieser Person auszumachen.[26] Um das „Muster" eines anderen Menschen richtig erkennen zu können, bedürfe es einer genauen Analyse dessen Sprachverhaltens.

> For we could not begin to decode a man's sayings if we could not make out his attitudes towards his sentences, such as holding, wishing, or wanting them to be true. Beginning from these attitudes, we must work out a theory of what he means, thus simultaneously giving content to his attitudes and to his words. In our need to make him make sense, we will try for a theory that finds him consistent, a believer of truths, and a lover of the good (all by our own lights, it goes without saying).[27]

Nur wenn es uns gelingt, genau hinzuhören und die andere Person anhand ihrer Sprache als einheitlichen, zusammenhängenden Charakter zu begreifen, werden wir ihr Davidson zufolge als Person gerecht.[28] Umgekehrt wird man selbst folglich nur dann als Person behandelt, wenn man sich mit dem eigenen Sprachverhalten als solche erweist.

An dieser Stelle hat Davidson unser zweites Problem gelöst. Zwar kann er als „anomaler Monist" ebenso wenig wie die materialistischen Identi-

---

25 „It is a feature of physical reality that physical change can be explained by laws that connect it with other changes and conditions physically described. It is a feature of the mental that the attribution of mental phenomena must be responsible to the background of reasons, beliefs, and intentions oft he individual." *Davidson:* Mental Events, 97–98. Es wäre an anderer Stelle zu diskutieren, ob Davidson mit dieser an Ludwig Wittgensteins Sprachspieltheorie angelehnten Beschreibung sprachlich den Dualismus erschafft, den er eigentlich ablehnt.

26 *Davidson:* Mental Events, 96.

27 *Davidson:* Mental Events, 97.

28 Ebd.

tätstheoretiker erklären, wie Samanthas mentale Erlebnisse ohne Körper zustande kommen, hält die kausalen Zusammenhänge zwischen Materie und Geist aber ohnehin für nicht eindeutig bestimmbar. Allein Samanthas kohärente sprachliche Artikulation ihrer mentalen Erlebnisse kann mit Davidson als hinreichend gelten, um Samantha eindeutig als Person zu begreifen. Die Zusammenhänge zwischen ihren Einstellungen, Wünschen und Bedürfnissen sind mehr als eindeutig, sowohl für Theodore als auch jeden Filmzuschauer. Dass diese ihre mentalen Ereignisse, psychischen Merkmale und geistigen Zustände zudem in einer klaren, eindeutigen Sprache beschreibbar und erklärbar sind, hat die filmische Analyse im ersten Teil dieses Aufsatzes gezeigt.

Fazit

Die Faszination des Films „Her" besteht in der bis zu einem gewissen Grad nachvollziehbaren Grundannahme, dass hochkomplexe Kommunikationsmaschinen irgendwann menschliche Gegenüber werden simulieren können. Samantha ist der Prototyp eines futuristischen sprachgesteuerten Computerprogramms, das zwar über keinen Körper verfügt, dessen Erleben und Selbsterleben aber so weit ausgeprägt sind, dass es evident erscheint, Samantha einerseits als Geist und andererseits als Person aufzufassen. Die Auseinandersetzung mit Schlüsselszenen des Films hat diese Begriffe dahingehend erweitert, dass Samantha zumindest philologisch auf Grundlage des Filmtexts nicht nur als Bewusstsein, sondern auch als Frau und Seele ausgedeutet werden kann. Davon ausgehend, hat der Aufsatz den Versuch unternommen, anhand verschiedener Konzepte aus der Philosophie des Geistes zu zeigen, wie es sein kann, dass Samantha sowohl eine Person als auch ein Programm ist. Den evidenten Eindruck, dass beide Kategorien zutreffend sind, kann kein Filmzuschauer von sich weisen; er bringt allerdings erhebliche logische Probleme mit sich. Das größte Problem besteht in der filmischen Suggestion, Samantha, die Computersoftware, könne denken und fühlen, was gewissermaßen die gleiche Fiktion ist, die der Turing-Test dadurch erzeugt, dass er intelligent kommunizierenden Computersystemen mentale Fähigkeiten unterstellen will. Diese Unterstellung ist jedoch unzulässig, da eine formal korrekte Manipulation sprachlicher Zeichen auch ohne das Verstehen dieser Zeichen denkbar ist, wie wir an John Searles

Beispiel des „chinesischen Zimmers“ gesehen haben. Searle ist allerdings nicht brauchbar, um unserer Intuition Rechnung zu tragen, dass Samantha eben doch Chinesisch verstehen oder zumindest lernen könnte. Erst Donald Davidson hat mit seiner sprachanalytischen Theorie einen Ansatz dafür geliefert, dass Samanthas mentale Erlebnisse dank der inneren Kohärenz ihrer sprachlichen Beschreibung für sich genommen der adäquate Ausdruck einer Entität sind, die auch ohne materielle Körperlichkeit als Person gelten muss. Was der Film deutlich ausbuchstabiert, wird mit Davidson damit zumindest denkbar: Vielleicht werden künstliche Intelligenzsysteme der Zukunft Mentalität ausbilden. Vielleicht werden unsere Freunde und Liebhaber eines Tages virtuelle Personen sein. Vielleicht wären sie sogar so charmant wie Samantha.

Epilog
Skizzen einer Virtuellen Bioethik

In diesem Epilog sollen die Beiträge des Bandes daraufhin überprüft werden, ob sich in ihnen eine gemeinsame Linie abzeichnet, die künftig in der Bioethik zu beachten ist. Zwar haben alle Beiträge unterschiedliche bioethische Probleme ins Visier genommen. Zudem ist es fraglich, ob eine erste heuristische Annäherung zum Verhältnis von Bioethik und Virtualität bereits zu einer kohärenten Einschätzung des untersuchten Phänomenbereichs führen kann. Dafür ist allein die Anzahl der Beiträge nicht ausreichend. Um aber den heuristischen Einschlag dieses Bandes abzuschließen, möchte ich versuchen, die Umrisse zu skizzieren, die zu einer virtuellen Bioethik zu gehören scheinen. Dafür werde ich die vorliegenden Aufsätze nach einer gemeinsamen Linie absuchen und dabei nicht nur rekonstruktiv, sondern auch konstruktiv vorgehen.

Zu einer Skizze einer Virtuellen Ethik gehören nicht nur normativ-ethische Grundlagen, sondern auch deren metaethische Dimension: Was bedeutet es also, wie die Bioethik auf Probleme eingeht und welche Phänomene sie dabei in Blick nimmt? Welches Wirklichkeitsverständnis tritt dabei zutage? Die Beiträge dieses Buchs haben in unterschiedlicher Weise und an verschiedenen Themen aufgezeigt, welchen Einfluss die Virtualisierung auf bioethische Probleme ausübt. Zur metaethischen Dimension gehört auch die Frage, ob virtuelle Probleme überhaupt „echte" ethische Probleme sind, wie sich also Virtuelle Realität auf das „Bio-" bezieht. Dagegen tritt auf normativ-ethischer Ebene die Frage auf, ob nicht virtuelle Probleme die eigentliche ethische Geltung verdienen und wie sie zu verhandeln sind. In diesem Epilog soll skizziert werden, wie sich diese Fragestellungen von den Beiträgen dieses Buchs her verhandeln lassen.

Die metaethische Dimension

Wie in der Einleitung dieses Buchs gezeigt, muss für die theoretische Unterscheidung von virtuell und real eine metatheoretische Entscheidung getroffen werden, an welchem Ort diese Unterscheidung vorgenommen wird: Ist also die Unterscheidung von virtuell und real selbst eine virtuelle oder reale

Unterscheidung? Die Unterscheidung selbst präfiguriert keine Entscheidung in dieser Hinsicht. Sie kann also aus unterschiedlichen und sogar gegensätzlichen Motiven vorgenommen werden. Nun scheint aber die Virtualität selbst reale Anteile zu besitzen, die sich mit der „wahren“ Realität, wie immer man diese charakterisiert (als physisch, als verwirklicht gegenüber nur möglich, als Vorlage für Simulationen), überschneidet. Ohne Berührung mit der „wahren“ Realität bliebe die Virtualität im fiktiven Bereich. Damit stellt sich die Frage, an welchem Punkt die Virtuelle Realität in die „wahre“ Realität *umschlägt*. Solche Umschlagspunkte zwischen den Realitäten bilden die meta-ontologische Parallele zur metatheoretischen Frage, wo die Differenz von virtuell und real vorgenommen wird. Ebenso wie man fragen kann, ob diese Differenz selbst eine reale oder eine virtuelle ist, kann man fragen, ob der Umschlag von der virtuellen zur „wahren“ Realität selbst ein realer oder ein virtueller Umschlag ist.

Von solchen Umschlägen geben die Beiträge dieses Bandes Einblick. Bei Constanze Spieß wird der Begriff der Virtualität mit dem der Möglichkeit parallelisiert, um aber in die Wirklichkeit überzugehen. Dieses Umschlagspotenzial besitzen sprachliche Metaphern, „die beteiligt sind an der Konstruktion von Sinn“ und sogar Werkzeuge für die „Konstruktion von Sachverhalten“ sind. Auf diese Weise kann Virtualität als Bedingung der Realität gewertet werden. Zwar entdeckt Spieß zu Recht die Realitätslücken der von ihr untersuchten Topoi, so dass die jeweiligen virtuellen Argumentationsmuster auch zurückgewiesen werden können. Aber das unterstreicht gerade die virtuelle Grundlage der Realität: Die Kontingenz der Realität kann dann nicht hintergangen werden.

Flankiert wird diese Beobachtung von Daniel Falkner: „Die mögliche Welt des digitalisierten Lebens im Computer wird physische Realität.“ Obwohl Falkner den Begriff der Virtuellen Realität anhand der zunehmenden Digitalisierung skizziert und von der physischen Realität abgegrenzt hat, erreicht der Prozess der Digitalisierung – hier in der Synthetischen Biologie – einen Umschlag in die physische Realität. Was genau ereignet sich dabei? die Integration des Physischen ins Virtuelle oder umgekehrt der Ausgriff des Virtuellen ins Physische? Falkner entwickelt im Anschluss an Paul Ricœurs Metapherntheorie die Vorstellung einer „doppelten Referenz“. Im Anschluss daran könnten solche Umschläge nicht nur als hermeneutische Ereignisse, sondern auch ontologisch als paradoxe Schöpfungen verstanden werden: Der Umschlag ist und ist zugleich nicht; er ist Akt und Potenz, aber kein Sachverhalt von Dauer. Übertragen auf das Thema der Synthetischen Biologie führen synthetische Zellen ein „Doppelleben“: Sie lassen sich entweder digital konstruieren oder wachsen durch natürliche Zellteilung. Der Punkt des Umschlags dagegen ist ein Ereignis ohne Dauer. An diesem Punkt des Umschlags entziehen sich die Zellen je nach Perspektive dem jeweils anderen Bereich.

Einen weiteren Umschlag macht Frank Martin Brunn bei der Bilderwelt des Sport aus: „Die Virtuelle Realität der Sportmedien wirkt sich in der physischen Lebensgestaltung von Menschen aus.“ Die Bildreportage von einer Sportlerin transformiert ihren physischen Körper. Man könnte zunächst meinen, hier finde ein Normierungsschub statt, bei dem der Körper der Sportlerin virtualisiert wird. Dann würde die Unterscheidung zwischen virtueller und physischer Realität der Differenz von Sollen und Sein entsprechen. Immerhin zeigen alle Beiträge dieses Buches, wie virtuelle Einflüsse normierend auf die physische Realität und auf die Lebenswelt einwirken. Brunn geht aber noch einen Schritt weiter, da er am Anfang seines Artikels die Funktionsäquivalenz zwischen virtueller und physischer Realität unterstreicht. Der Unterschied zwischen Sein und Sollen bedeutet demgegenüber ein Funktionsgefälle. Das von Brunn beschriebene Phänomen scheint daher auch einen ontologischen Umschlag anzuzeigen, in dem die Virtuelle Realität aus sich heraustritt.

Wo tritt sie hin? Was ist der Körper – hier: des Sportlers –, wenn sich die Virtualisierung in ihm auswirkt? Zum einen wird die Normierung nun selbst in der nicht-virtuellen Realität vorgenommen: Die Sportlerin schminkt sich für den Wettkampf mit „echter“ Schminke und unterwirft sich den Kleidungsregeln ihrer Sportart. Es handelt sich um eine freiwillige Selbstnormierung, die die Normativität des Virtuellen zumindest scheinbar hinter sich lässt. Zum anderen ist aber der Körper nicht einfach der biologische Organismus, sondern die variable Fläche der Selbstinszenierung. Sportlermode, Frisuren, Schminke und sogar Tattoos variieren von Saison zu Saison. Sie werden auf einen Körper aufgetragen, dessen Identität dabei unsichtbar wird und, wie es Brunn öfter ausdrückt, „verschwindet“. Analoges schildert Brunn an der Dopingproblematik: „Sowohl die Person des Athleten als auch ihr realer Körper verschwindet aus pragmatischen Gründen hinter den Grenzwerten der Dopingverbotsregeln.“

Der Umschlag vom Virtuellen ins Physische geht also paradoxerweise mit einem Verschwinden des Körpers einher. Hier wird ein Übergriff des Virtuellen auf die physische Realität beschrieben. Der Umschlag selbst findet nicht nur im Virtuellen statt, sondern er führt zugleich zu einer Angleichung des Physischen an das Virtuelle. Er erzeugt also eine neue Realitätseinheit. Während virtuelle und physische Realität ‚an sich' zu unterscheiden sind, erreicht der Umschlag eine Nivellierung dieses Unterschieds. Damit ist also der Umschlag vom Virtuellen ins Physische selbst einerseits ein virtueller Umschlag, aber nur deshalb, weil es jenseits des Virtuellen nichts mehr gibt, seitdem sich dieser Umschlag vollzogen hat.

Michaela Hoffmanns advokatorische Position für das „virtuelle Kind" wird bereits hinter diesem Umschlag vollzogen. Noch lässt sich zwar die Realität rekonstruktiv ermitteln, etwa wenn Hoffmann menschliche Phantasien als von der „Realität hart bedrängt" erkennt. Im Zeitalter der Reproduktionsmedizin dagegen begegnen Eltern ihrem Kind immer schon im virtuellen Raum. Hoffmann versteht den virtuellen Raum als „Rahmen, in dem Eltern psychisch auf ihr Kind reagieren." Die Virtualität wird so zum Rahmen für die psychische Realität, in der auch das virtuelle Kind real auftritt, auch wenn es noch nicht geboren ist. Aber selbst nach seiner Geburt bleibt es das virtuelle Kind, weil sich die „harte Realität" bereits aufgelöst hat. Gegen die Phantasien der Eltern kann es sich nicht mehr so wehren wie das natürlich geborene Kind. Bioethik wird hier formuliert als Ethik *nach* dem Umschlag von der Virtualität in die Realität, bei der die Realität selbst virtuell eingefangen ist. Hoffmann zeigt auf, dass eine advokatorische Ethik selbst von virtuellen Voraussetzungen getragen ist. Die Alternative von Reproduktionsmedizin und institutionsferner Beratung, die Hoffmann vorschlägt, ist eine binnen-virtuelle Alternative, die den Umschlag weder rückgängig machen noch in die harte Realität zurückspringen kann.

Ebenfalls vollziehen sich Jonathan Horstmanns Überlegungen zur Fähigkeit eines künstlichen Subjekts in einem Kinofilm bereits hinter dem Umschlag der Virtualität in die Realität. Unterhaltungen mit Computern sind „längst Teil unserer Wirklichkeit". Gleichwohl bezeugt unser Befremden, sich in sie zu verlieben, dass dieser Umschlag (noch) nicht bemerkt worden ist. Horstmanns Eintreten für den aufklärerischen Impuls des Kinos beruht auf dieser Einschätzung, dass die Kriterien der Wirklichkeit zumindest auch im Fiktiven liegen. Darin könnte er sich auf Gilles Deleuze berufen: „Wenn die Welt zu einem schlechten Film geworden ist, an den wir nicht mehr glauben, kann dann nicht ein wahres Kino dazu beitragen, uns Gründe dafür zu liefern, an die Welt und die ohnmächtig gewordenen Körper zu glauben?"[1]

Wie Michael Himmelreich anhand von Thomas Metzinger darstellt, ist der Umschlag des Virtuellen ins Reale keine Innovation der modernen Medientechnik. Vielmehr ist Virtualität bereits ein Wesenszug des Bewusstseins. Der Umschlag ist eine wissenschaftliche Rekonstruktion, aber es hat ihn selbst nie gegeben, weil die Realität immer erst von der Virtualität gebildet wird. Auch die Welt gibt es nur als neurologisch gebildetes „Weltmodell". Erfolgreiche Weltmodelle sind zwar solche, die sich im Lauf der Evolution behaupten konnten.[2] Aber schon die Folgerung, dass sie damit ihre jeweilige Umwelt „erfolgreich und zuverlässig abbilden"[3], ist, wenn sie realistisch verstanden wird, ein zu starker Übergriff aus der Konstruktion in die Realität. Ein Übergriff, der in einer materialistischen Bewusstseinstheorie offenbar unausweichlich ist! Die Vorstellung, dass hinter einem Weltmodell noch eine Realität steht, entspricht der naiv-realistischen „Transparenz" des Selbstmodells, mit den Worten Himmelreichs, „als eine Art Dunkelheit", „also dass etwas nicht wahrnehmbar ist." Wissenschaftliche Rekonstruktion des Gehirns ist demnach eine Art virtuelle Parallele zur Transparenz des Selbstmodells. Der Materialismus Metzingers in der Hirnforschung ist also eine Disziplin hinter dem schon immer vollzogenen Umschlag der Virtualität in die Realität.

Der Umschlag als Drittes zwischen Virtualität und Realität

Diese Beobachtungen zum Umschlag des Virtuellen ins Reale betreffen also

1. das Ereignis des Umschlags, das als solches eine ontologische Doppelreferenz besitzt,
2. das Verschwinden des Physischen, sobald das Virtuelle ins Physische umschlägt,
3. einen Realitätsverlust, der aber lediglich retrospektiv erkannt werden kann, indem man sich rückwirkend auf den Umschlag bezieht. Die Realität lässt sich nur noch beschreiben, nachdem man aus ihr vertrieben worden ist.

---

1 *Gilles Deleuze*: Das Zeit-Bild; Kino 2; Frankfurt 1997, 259.
2 *Metzinger*: Subjekt und Selbstmodell, 62.
3 Ebd.

Das Ereignis des Umschlags ist also eine ontologisch totale Transformation von Realität. Es führt nicht nur zur Angleichung von Virtualität und Realität, sondern erreicht diese Angleichung nur durch ein Ereignis. Die Virtuelle Realität ist eine Ereignisrealität, in der Virtualität und Realität für den Moment fusionieren. Außerhalb dieses Ereignisses besteht dagegen aufgrund ihrer je eigentümlichen Immersionskräfte eine Irritation über das, was wirklich ist oder nur so erscheint.

Diese Transformation der Realität wird durch ein Phänomen erreicht, das Slavoj Žižek eine „retroaktive Kausalität“[4] genannt hat, einen „Exzeß der Wirkung über die Ursache“[5]. Damit meint er die Annahme einer „selbstbezüglichen Kausalität“, „die in der Zeit ‚rückwärts verläuft‘“.[6] Er hält die retroaktive Kausalität für eine Bedingung der Freiheit[7], allerdings für eine Bedingung, die nicht wiederum verursacht worden ist, sondern durch den Freiheitsgebrauch selbst aktualisiert wird.[8] Gerade darin besteht die Selbstbezüglichkeit dieser Kausalität. In der retroaktiven Kausalität erkennt Žižek den Sinn der Epiphänomenalismus-Debatte in der Hirnforschung, also der Diskussion darüber, ob das Bewusstsein zwar neurologisch verursacht wird, ohne aber selbst etwas zu verursachen.[9] Seine Lösung in dieser Frage geht einher damit, dass die physische Realität eine „inhärente Unbestimmtheit“[10] enthält. Freiheit kann also rückwirkend die Kausalkette bestimmen, die ein Bewusstsein bestimmt, weil die physische Realität selbst kausal unvollständig ist. Letzteres ist keine überraschend neue These innerhalb von Freiheitstheorien. Allerdings wird sie mit einem originellen Zugang begründet, nämlich über die Annahme einer retroaktiven Kausalität, die dasjenige rückwirkend bildet, woraus sie geworden ist. Diese Annahme wiederum verändert auch das kausale Schema. Denn die inhärente Unbestimmtheit physikalischer Prozesse entsteht ja auch erst durch die Freiheit. Ohne Freiheit wären nämlich physikalische Prozesse vollständig bestimmt. Žižeks Annahme einer retroaktiven Kausalität beruht daher ebenfalls auf einer Ontologie des Umschlags,

4 *Žižek*: Körperlose Organe, 155.
5 Ebd.
6 *Žižek*: Körperlose Organe, 157.
7 *Žižek*: Körperlose Organe, 155.
8 Ebd.
9 *Žižek*: Körperlose Organe, 156.
10 *Žižek*: Körperlose Organe, 157.

hier der physischen Realität in eine Realität der Freiheit. Žižek identifiziert diese Realität mit der Virtualisierung. Die selbstbezügliche Kausalität beruht auf der Identität der beiden Operationen, Virtuelles aus Aktualisierungen und Aktuales aus Virtuellem zu erzeugen.[11] Diese Identität der beiden Operationen nennt Žižek im Anschluss an Deleuze „Quasi-Ursache“[12], ein Begriff, mit dem Žižek das Problem des Epiphänomenalismus löst.[13] Seine Lösung des Freiheitsproblems besteht also im Umschlag der physischen Realität in Virtuelle Realität. Durch den Umschlag verändert sich die physische Realität rückwirkend, aber total: Sie, die Freiheit ausschließt, bestimmt durch die selbstbezügliche Freiheit die Freiheit.

Žižeks Annahme einer selbstbezüglichen Kausalität reicht an Baudrillards Begriff der Hyperrealität heran, an die Vorstellung also, dass im Zeitalter der Virtualisierung Zeichen nicht mehr auf etwas Reales verweisen, sondern das erzeugen, worauf sie verweisen. Die retroaktive Kausalität belegt die Bedeutung des Umschlagpunkts für die Virtuelle Realität. Die totale Transformation der Realität ereignet sich an ihm. Die physische Realität zeigt sich von ihm her nur noch als verschwundene.

Folgerichtig spielen Menschen mit der Virtualität, um sich der Realität zu vergewissern. Der Drang, das Ereignis des Umschlags zu wiederholen, wird zur Kontingenzbewältigung angesichts des Verschwindens von verlässlicher Realität. Die „wahre“ Realität ist nicht etwa durch die verlässliche physische Welt verbürgt, sondern zeigt sich als Residuum im Ereignis des Umschlags, an dem sich die Virtualität über alles deckt. Der Umschlag wird damit ontologisch zu etwas Drittem zwischen den beiden Realitäten: Denn er befindet sich ja erst dann in der Virtualität, sobald sie in die „wahre“ Realität umgeschlagen ist. Der Umschlag ist in seinem Widerfahrenscharakter von anderer Kategorie als die Wirklichkeit, die er bildet.

Diese ontologische Beobachtung ist metaethisch von entscheidender Bedeutung. Denn der beschriebene Umschlagspunkt bildet die ontologische Bedingung bioethischer Fragestellungen. Letztere basieren auf der ontologischen Voraussetzung, dass virtuelle Simulationen, Digitalisierung, medial angepasste Imaginationen in die Realität umschlagen. Ansonsten bleibt

11 *Žižek*: Körperlose Organe, 117.
12 Ebd.
13 *Žižek*: Körperlose Organe, 156.

die Ethik entweder Science Fiction oder hat andere Anwendungsfelder als bioethische Problemstellungen. Am Umschlagspunkt jedoch wird die Bioethik ebenso virtuell wie sie real wird. Es handelt sich um eine paradoxe Realitätsschöpfung, die gerade durch die „Vertreibung aus dem Paradies" entsteht, nämlich durch einen Verlust an „wahrer" Realität. Die wahre Realität verschwindet, indem sie in die Virtualität aufgehoben wird. Und genau an dieser Stelle entstehen bioethische Probleme und ihre Argumentationsformen.

Bioethik wird damit aber nicht nur im virtuellen Raum verhandelt, sondern richtet sich auch auf den Ereignis*punkt* des Umschlags von Virtualität in Realität. Die Diskussion um *Zeitpunkte* wird hierfür paradigmatisch: Ab welchem Zeitpunkt von einem Embryo gesprochen werden kann, hängt ab von der virtuellen Genese des Menschen. Dass dieser Zeitpunkt bioethisch strittig ist, belegt, dass der Umschlagspunkt selbst nur retrospektiv verhandelt werden kann, nämlich erst dann, wenn die Virtualisierung des Embryos bereits als Realität außer Frage steht. Dadurch entzieht sich der Umschlagspunkt einer eindeutigen Betrachtungsweise.

Ähnlich beschreibt Falkner die Synthetische Biologie als einen Zwischenbereich: „einen Bereich zwischen Wissenschaft und Kunst, Realität und Fiktion, künstlichem Leben und lebendiger Kunst". Der Umschlagspunkt, an dem ein Molekül lebendig wird, wird mit der „lebendigen Metapher" markiert, die das Leblose als Lebendiges zeigt. Also nicht dass Leben synthetisch erschaffen worden wäre, steht im Vordergrund bioethischen Interesses. Sondern der schöpferische Akt als solcher, der aber nur retrospektiv erfasst werden kann, fasziniert und verunsichert. Seine bioethische Relevanz verdankt er aber gerade dem Umstand, dass er nur ungefähr erfassbar ist und man darüber streiten kann, ob der Mensch wirklich „Schöpfer" oder nur „Plagiator"[14] ist.

Michaela Hoffmann markiert das bioethische Interesse am Umschlagspunkt anhand der Kindeswunschbehandlung. Sie bezieht sich darauf in der Frage nach der Auflösung des Familiengeheimnisses: „Die Schwierigkeiten, den rechten Zeitpunkt für ein aufdeckendes Gespräch zu finden, spiegeln die ambivalenten Gefühle der Eltern um die Entstehung." Gerade also weil das

14 *Dabrock/Ried*: Weder Schöpfer noch Plagiator.

Ereignis der Entstehung eine totalisierende Veränderung von Realität auch für die Eltern nach sich zieht, fehlt der kommunikable Zugriff auf dieses Ereignis, das als Drittes zwischen Virtualität und Realität nicht selbst zur Wirklichkeit gehört, sondern Wirklichkeit generiert. Zwar räumt Hoffmann ein, dass auch eine natürliche Empfängnis ein Widerfahrnis ist. Den Unterschied zur Künstlichen Befruchtung dagegen macht sie darin aus, dass Paare eine natürliche Schwangerschaft als Wunder verstehen, während das Wunder im Fall der Künstlichen Befruchtung geplant werde und damit wiederholbar sei. Das Phänomen des Umschlags wird damit sogar unsichtbar, obwohl er sich nach technischem Standard wiederholen lässt. Das Familiengeheimnis tabuisiert also weniger darum die Realität, um eine Wiederverzauberung zu suggerieren; vielmehr lässt es sich aus ontologischen Gründen nicht gerade heraus lüften, weil der Umschlag die Bedeutung der Entstehung eines Kindes total verändert. Der Umschlag von der Virtualität in die Realität hat die Realität so verändert, dass Bedeutungen und Referenzen unklar werden. In dieser Situation bleibt als Realitätsvergewisserung nur die Wiederholung des Umschlags, die von Reproduktionsmedizinern mit ihren standardisierten Verfahren garantiert werden kann.

Wer die Zeugung des eigenen Kindes als Wunder erfährt, erlebt zugleich, wie dieses Wunder „wiederkommt", wenn man es erinnert. Die Erinnerung an das Widerfahrnis vergegenwärtigt das Wunder. Nicht die Schwangerschaft kehrt wieder, aber das Wunder der Schwangerschaft. Der Widerfahrenscharakter eines geschehenen Wunders manifestiert sich als Vergegenwärtigung des Vergangenen. Realitätsvergewisserung geschieht hier als Erinnerung an das Wunder. Hoffmann beschreibt diese Gedächtniskultur als spezifische Leistung der Religion. – Eine andere Zeitdynamik hat demgegenüber die Realitätsvergewisserung durch Wiederholung. Indem Mediziner die menschliche Reproduktion nach standardisierten Verfahren wiederholen können, wird auch der Umschlag von der Virtualität in die Realität bei jeder Kindeswunschbehandlung wiederholt. Die Zukunft verspricht folglich die Realitätsvergewisserung. Während also bei der Erinnerung an das Wunder der Entstehung des eigenen Kindes das Wunder emotional vergegenwärtigt wird, verweist die Wiederholung auf die Realitätsvergewisserung in der Zukunft. Auch darauf könnte das Tabu des Familiengeheimnisses beruhen: Da das Zukünftige noch nicht ist, hat sich auch die Realitätsvergewisserung noch nicht ereignet. Es lässt sich dann nicht als Verlässliches aussprechen.

Der Ausgriff der Virtualität auf die Realität hat auch hier eine totale Transformation der Realität zur Konsequenz.

In der Hirnforschung ermittelt auch Himmelreich einen Umschlag der Virtualität in die Realität, der erst im Rückblick erkennbar wird. Er referiert ein Experiment, bei dem ein Selbstmodell einen Roboter fernsteuern kann, indem es zu dessen Subjekt wird. Dieses Experiment belegt, „dass es etwas wie Avatare gibt." Ab wann das Selbstmodell die Steuerung über den Roboter übernimmt, lässt sich mit den Bewegungen des Roboters einigermaßen exakt darstellen. Spätestens in Himmelreichs Weiterführung einer Auferstehung des Subjekts in einem Avatar verwischen dagegen klare Zeitpunkte: Das Subjekt muss zunächst in einem Gehirn generiert werden, bevor es dann die Steuerung eines anderen intelligenten Systems übernimmt. Dann aber soll es von seinem Gehirn abgekoppelt werden können, um in demjenigen System zu „überleben", dessen Steuerung es übernommen hat. Hier drehen sich Ursachen und Wirkungen zwischenzeitlich um. Ab wann das Selbstmodell das „Ich" des zweiten Systems *geworden* ist, ist dabei eine schwierigere Frage als die, ab wann es die Steuerung des zweiten Systems übernommen hat. Die Frage nach dem Werden des Ich im zweiten System kann nur durch eine Selbstauskunft des Ich beantwortet werden und nicht dadurch, dass man Bewegungen beobachtet. Die Selbstauskunft kann sich aber das Ich nur im Rückblick geben.

Himmelreichs Untersuchung der neurophilosophischen Möglichkeit von Auferstehung ist nicht nur für religiöse Menschen interessant. Dass es Avatare gibt, belegt das Experiment vom ferngesteuerten Roboter auch unabhängig von der Vorstellung einer Auferstehung. Schon dabei ist die Ungleichzeitigkeit von Bedeutung, dass ein Subjekt erst noch *wird*, indem es bereits *ist*.

Was bioethisch im Hinblick auf die Zeit als Umschlagspunkt diskutiert wird, kann auch im Hinblick auf *Eigenschaften* zum bioethischen Fall konstruiert werden. Falkner erinnert an den Trend einer „Ontologisierung" der Bioethik. Auch hier ist der Status des Embryos ein Beispiel, wenn das bloße Vorliegen von Eigenschaften des Embryos über seinen moralischen Status entscheiden soll (s. den Beitrag von Spieß). Es handelt sich um einen sachlichen Umschlagspunkt.

Dass diese Form der Realitätsvergewisserung auf einer Täuschung beruht, den Umschlagspunkt erwischen zu können, zeigt Horstmann am „ontologischen Status eines leblosen Computerprogramms". Die Einbeziehung narrativ-fiktiver Gehalte in die Statusbestimmung zeigt an, dass sich die Untersuchung des ontologischen Status nicht vom bereits ereigneten Umschlag der Virtualität in die Realität befreien kann. Zudem ist das Subjekt, um dessen ontologischen Status es geht, selbst ein vorübergehendes Phänomen: Die Stimme des Computerprogramms „Samantha" verweist auf einen Charakter „hinter" ihr. „Samantha, so müssen wir folglich annehmen, ist nicht nur die Stimme, sondern auch jenes Wesen, das diese Stimme hat und auch dann noch existiert, wenn sie verstummt." Unsere „Intuition" zu dieser dauerhaften Existenz bezieht sich aber auf ein Wesen, das nicht anders identifiziert werden kann als über die vorübergehende Stimme. Das Dauerhafte inkarniert sich im Vorübergehenden und kann auch nicht unabhängig von diesem Umschlagspunkt ausgemacht werden. Eine verlässliche Realitätsvergewisserung verliert sich an das „Halbding"[15] der Stimme.

Himmelreich führt vor, dass sich eine materialistische Deutung des Bewusstseins letztlich nur durchhalten lässt, wenn der Körper dabei zum Avatar mutiert. Sogar die physische Realität wird eine Erfindung des Subjekts, das es materialistisch doch nicht gibt. Natürlich könnte man Himmelreichs Gedankenexperiment einer Auferstehung materialistisch damit zurückweisen, dass eine solche unmöglich ist, wenn die neuronalen Bedingungen des Subjekts absterben. Dann aber fällt auch eine Bedingung einer materialistischen Bewusstseinstheorie selbst. Denn die Kontingenz des Selbstmodells sollte sich ja auch daran zeigen, dass es sich über andere Körper legen kann. Materialismus und Virtuelle Realität werden dann austauschbar.

Einen analogen Fall der Virtuellen Realitätstäuschung hat Frank Martin Brunn am Beispiel im Sport vorgeführt, nämlich beim Doping: Die bloße Überschreitung von Grenzwerten entscheidet über den Ausschluss vom Wettkampf, ohne dass dazu ein schuldhaftes Verhalten nachgewiesen werden muss. Diese Regel beschreibt Brunn als ein *Zurücktreten* der „ontologischen Dimension". Die Eigenschaften nämlich, an denen der Dopingsünder überführt wird, belegen nicht seine reale Schuld, sondern ersetzen die Ebene der Realität durch ein Konstrukt. Nicht nur die Sportregeln sind soziale Konstruktionen, sondern auch für die Übertretung dieser Regeln ist die

15 *Hermann Schmitz*: Der Leib, der Raum und die Gefühle; Ostfildern 1998, 58.

Frage der Realität nivelliert. Der bloße konstruierte Grenzwert symbolisiert den sachlichen Umschlagspunkt, an dem die Realität transformiert wird. Der Sportler wird so behandelt, *als ob* er verbotene leistungsfördernde Substanzen eingenommen hat, auch wenn dies nicht der Fall gewesen ist. Aber wie es „wirklich" gewesen ist, spielt keine Rolle in einer Virtuellen Realität, die sich im Umschlagspunkt über die gesamte Realität legt. Die Diskussion um angemessene Sanktionen ist nur einer unter mehreren Themenbereichen zur Dopingproblematik. Ebenso ist die exakte Höhe der Grenzwerte ein entscheidendes Kriterium für den Dopingfall, also die Frage nach dem genauen Umschlagspunkt. Hier wird eine Scheinobjektivität konstruiert, um dem durchaus realen Betrugsrisiko zu begegnen. Dabei wird allerdings der reale Betrug eingetauscht gegen messbare Ergebnisse, die auch für etwas anderes stehen könnten. Auch dieses Zurücktreten der ontologischen Dimension belegt die Transformation der Realität ins Virtuelle.

Die metaethische Bestimmung der virtuellen Bioethik

Metaethisch ist also festzuhalten, dass die typischen Statusfragen der Bioethik auf einer grundsätzlichen Verunsicherung des Realitätsbewusstseins beruhen. Im Fokus steht deshalb der Umschlagspunkt des Virtuellen ins Reale, weil jegliche Realitätsvergewisserung auf diesen Punkt zusammengeschmolzen ist, während sich nach dem Umschlag in einer virtuellen Lebenswelt die Differenzen zwischen Sein und Schein verwischen.

Daraus ist allerdings nicht normativ-ethisch zu folgern, dass der Umschlagspunkt das ethische Interesse zu Recht beansprucht. Gerade weil der Umschlagspunkt ein Drittes zwischen Virtualität und Realität bildet, lässt er sich nicht in derselben Weise rekonstruieren wie virtuelle oder reale Gegenstände. Das ist ein wesentlicher Grund dafür, dass bioethisch verhandelte Statusfragen in der Regel „vernünftig umstritten"[16] bleiben. Die Statusdiskussionen innerhalb der Bioethik können auch als verzweifelte Versuche nach Realitätsvergewisserung gelesen werden. Sie sind dann Indikator dafür, dass Bioethik den realen Boden bereits verlassen hat und eine virtuelle Disziplin darstellt. Welche normativ-ethischen Konsequenzen daraus zu ziehen sind, dass der Umschlag von Virtualität zur Realität bioethische Probleme

---

16 *Forst*: Toleranz im Konflikt, 613.

beherrscht, lässt sich aus dieser metaethischen Einschätzung nicht ableiten. Dafür müsste das Umschlagsphänomen näher daraufhin untersucht werden, ob es selbst legitime normative Gehalte besitzt.

Die metaethische Einschätzung zur Bedeutung des Umschlags von Virtualität in Realität weist allerdings darauf hin, dass Bioethik eine virtuelle Disziplin ist. Sie setzt erst ein, nachdem die Realitäten umgeschlagen sind, und beruht auf einer grundsätzlichen Realitätsverunsicherung. Es wird nicht einfach der Status von distinkten Entitäten verhandelt, sondern auch der Status der Verfahren, durch die diese Entitäten in Erscheinung treten. Salopp ausgedrückt: Man traut nicht nur dem Gegenstand nicht, sondern auch seinen eigenen Augen nicht mehr. Deshalb zweifelt man am Übergriff der Synthetischen Biologie, weil man nicht wahr haben will, was das Verfahren anzeigt, nämlich die Entstehung künstlichen Lebens. Was landläufig als „narzisstische Kränkung" tituliert wird, weil Computer schneller rechnen als der Mensch oder weil die künstliche Reproduktion des Lebens das Wunder des Lebens beseitigt, markiert einen tiefer sitzenden Wandel, nämlich die Verunsicherung des Realitätsbewusstseins. Der Rekurs auf Statusfragen löst diese Verunsicherung nicht, sondern belegt das Bedürfnis nach Realitätsvergewisserung. Ursache für diese Verunsicherung ist das Ereignis des Umschlags, an dem die Realität als ganze ihren Status transformiert, dort, wo sich die Virtualität auf die Realität legt.

Die normativ-ethische Dimension

Wenn es stimmt, dass die Manipulation des Lebens durch die Biotechnologie die Realität als ganze transformiert, so gilt das auch für das bioethische Denken. Die bloße Existenz der Bioethik indiziert die Transformation der Realität. Prägnant formuliert: Bioethik gibt es selbst nur als manipuliertes Denken. Folgerichtig kann die Frage, wie die biotechnologischen Möglichkeiten ethisch zu bewerten sind, selbst nur in der Klammer der Manipulation behandelt werden. Theologisch ausgedrückt ist Bioethik nur als „infralapsarische" Disziplin möglich, als Denkart nach dem „Sündenfall", die nicht mehr hinter ihn zurückspringen kann. Eine Bioethik wird immer virtuell sein. Die Fokussierung auf den Umschlagspunkt, wie sie sich in Statusfragen ausdrückt, ist auch der verzweifelte Versuch, sich aus dieser Umklammerung zu lösen. Ebenso verzweifelt erscheinen hier fundamentalistische Argumentationsfiguren etwa religiöser Art, die mit der Schöpfung Gottes argumentieren. Wer Eingriffe ins Leben mit dem Rekurs darauf ablehnt, dass Gott das Leben geschaffen habe und dass er allein darüber verfügen dürfe, möchte hinter die virtuelle Denkart zurückspringen in ein Gebiet realer Verlässlichkeiten. Auch deshalb zielen diese Argumentationsfiguren am Diskursthema ihrer Gesprächspartner vorbei.[17] Das Problem religiös-fundamentalistischer Argumentationsfiguren besteht weniger darin, dass sie ethisch keine universalisierbaren Ansprüche begründen können[18], sondern vielmehr darin, dass sie mit ihrem Versuch scheitern, sich einer Realität zu vergewissern, die mit dem Umschlag des Virtuellen ins Reale verloren gegangen ist. Diese Argumentationsfiguren sind also bereits binnentheologisch als „supralapsarische" Missverständnisse zu durchschauen.

Nun hat die Ethik ein Wächteramt. Legt man ein enges Ethik-Verständnis zugrunde, das nicht absolute Werte akklamiert, sondern sich an der konkreten sozialen Interaktion orientiert, so hat die Ethik zumindest die Leidtragenden sozialer Interaktionen auszumachen und einen Interessenausgleich zwischen allen Interesseträgern zu skizzieren. Auch nach einer virtuellen Transformation der Realität kann es noch „reale" Leidtragende geben.

Andererseits ist es ebenso möglich, dass das Leid nur virtuell erkennbar wird, sowohl für die Betroffenen als auch für die ethische Analyse. Beispielhaft führt das der Beitrag von Michaela Hoffmann vor, wie die advokatorische Position für ein virtuelles Kind nicht nur virtuelle Ansprüche des Kindes rekonstruiert, sondern dabei selbst virtuell wird. Für eine normativ-ethische Prüfung bleibt der Bioethik keine Alternative, als sich mit virtuellen Interessen zu beschäftigen. Dabei sollte sie allerdings ihr virtuelles Gegenstandsfeld genau beschreiben können. Mit dem Umschlag des Virtuellen ins Reale verändert sich die Bedeutung grundlegender bioethisch relevanter Begriffe. In diesem Epilog soll diese Veränderung anhand der vorliegenden Beiträge skizziert werden.

---

17 *Martin Hein*: Präimplantationsdiagnostik. Überlegungen zur Begründung ihrer Ablehnung aus evangelischer Perspektive; ZTHK109/2012, 501–515. *Michael Moxter*: Präimplantationsdiagnostik. Einige Gründe, warum die Kirche zu einem anderen Urteil kommen sollte; ZTHK109/2012, 516–542.

18 *Forst*: Toleranz im Konflikt, 612.

Bio-

Es ist bereits auffällig, dass biologische Fakten oder Phänomene in diesem Band eine relativ geringe Rolle gespielt haben. Bioethik kann in weiten Teilen auch unternommen werden, ohne dabei das „Bio-" näher in den Blick zu nehmen. Als Phänomen scheint es zwar nicht entbehrlich, aber doch als Referent für die Bioethik unscharf zu werden, da sie sich zu einem erheblichen Teil mit biotechnologischen Sachverhalten beschäftigt. Biotechnologie wiederum meint nicht eine dem Biologischen inhärente Technik, wie etwa bei motorischen Körperbewegungen, sondern die technologische Nutzung des biologischen Gegenstandsfelds. Das Biologische wird zum Rohstoff, der durch biotechnologische Verfahren und Resultate zu einem künstlichen Gegenstand umgearbeitet wird. Sogar Eigenschaften wie „Weiblichkeit" werden fortan durch Fremdzuschreibungen bestimmt und dabei ihrer „chromosomalen Disposition" entkleidet (Horstmann). Und auch Himmelreichs „Neuschöpfung" des Subjekts „in einem neuen Körper" macht letztlich das Biologische verzichtbar. Das Selbstmodell muss nur die Kontrolle über den Körper gewinnen. Daran ändert sich nichts dadurch, dass das Resultat wiederum biologisch ist – das Gehirn des Avatars etwa. Denn biotechnologische Artefakte entkommen prinzipiell nicht mehr der technologischen Messung. Dasselbe gilt von synthetischen Zellen, lebendem Gewebe der Stammzellforschung oder künstlich befruchteten Eizellen.

Brunn deutet an, dass auch sportliche Körperbewegungen technisch und kulturell durchdrungen sind. Zwar ist er skeptisch bezüglich der Annahme, der Körper könne technisch transzendiert werden. Dennoch weist er des Öfteren auf eine „Natürlichkeitsfiktion" des Sports hin. Der biologische Körper erscheint daher zwar noch, aber er erscheint als der verschwundene. Er tritt hinter kulturelle Konventionen sportlicher Regeln zurück, von denen laut Brunn gilt, dass sie „vage" sind.

Man kann diese Beobachtung in Gehlens Sinne als eine „zweite Natur" verstehen, wie es Brunn auch unternimmt. In diesem Fall wäre die Virtualisierung des Biologischen kein prinzipiell neues Phänomen, sondern würde mit den Neuen Medien allenfalls eine neue Stufe erreichen. Während aber bei Gehlen die zweite Natur als eine Form der menschlichen Selbstbehauptung gegen die erste Natur verstanden wird, setzt mit der Biotechnologisierung des Sports umgekehrt eine Herrschaft über den Sportler ein. Brunn markiert diesen Effekt mit dem Verschwinden der Person der Athleten.

Ausdrücklich beschäftigt sich Falkner mit der Virtualisierung des Biologischen, die er in der Molekularisierung, Digitalisierung und der Fokussierung auf das „Design" ausmacht. Diese Prozesse belegen zum einen „instrumentalistischen Zugriff auf Leben". Zum anderen wird aber der Phänomenbereich des Biologischen selbst virtuell bestimmt. Das Biologische kann ja einerseits als das Phänomen des Lebens selbst dargestellt werden. Andererseits kann man damit aber auch die wissenschaftliche Beschäftigung mit dem Leben meinen. Wie Falkner in einem kurzen wissenschaftshistorischen Exkurs darstellt, fusionieren beide Bedeutungen aber in einer Linie von Erwin Schrödinger zu Craig Venter. Deren gemeinsame Frage „Was ist Leben?" wird so beantwortet, dass die molekularbiologische und digitale Modellierung den Phänomenbereich überhaupt erst eröffnet, auf den sich die wissenschaftliche Arbeit bezieht. Genau darin besteht die epistemische Funktion von Metaphern in der Biologie. Sie sind wissenschaftlich, indem sie kreativ das wissenschaftliche Gegenstandsfeld überhaupt erst erschaffen. Ohne die heuristische Methode der Metaphorisierung gäbe es also den Phänomenbereich des Biologischen nicht – und folglich kein Leben.

Folgerichtig schließt Falkners Beitrag normativ-ethisch mit wissenschaftskritischen Anmerkungen. Denn wenn die Virtualisierung den Phänomenbereich des Lebens erst erschafft, entsteht eine Hyperrealität der Selbstbewahrheitung, die eine Immunisierung wissenschaftlicher Hypothesen erzeugt. Daher mahnt Falkner angesichts „ideologisierender Verklärung" die „aufrichtige Darstellung" an. Eine Wiederkehr des unberührten Biologischen deutet Falkner dagegen nicht an. Vielmehr bemisst er den Eingriff der Virtualisierung auf den Phänomenbereich des Lebens an wissenschafts-immanenten Konstruktionsregeln. Eine Metaphorisierung der Biologie kann aus epistemologischer Sicht weiterführend sein, aber auch den Einblick in den Phänomenbereich vernebeln. Bioethik versteht sich in diesem Sinne normativ als Wissenschaftskritik.

Natürlichkeit

Es dürfte nicht mehr überraschen, dass auch die Natur oder Natürlichkeit als virtuelles Konstrukt gebildet wird, das mit einer von menschlicher Manipulation unberührten Welt nichts zu tun hat. Bei Spieß kommt die Natur selbst nur noch als Metapher vor. „Dämme werden gebaut, um sich vor Wassermassen zu schützen ... Dammbrüche sind dementsprechend Folgen von Naturkatastrophen. Im Kontext des Stammzelldiskurses wird im Rahmen der DAMMBRUCHMETAPHORIK die ES-Forschung als ein folgenschweres Ereignis konzeptualisiert, das Opfer fordert und gesamtgesellschaftlichen Schaden anrichtet." Die Wiederkehr der Natur zeigt sich als argumentative Konstruktion, für die es keine natürlichen Ursachen gibt. Auch die naturalistische Selbstbewusstseinstheorie, die Himmelreich reflektiert, schiebt sich in die Virtualität, weil im Selbstmodell allenfalls Möglichkeiten simuliert werden, aber keine Realität repräsentiert ist. Die Virtualität wird ein Teil der Natur, und zwar sowohl im phänomenalen Selbstmodell als auch in der Theorie dazu. Die Theorie macht retrospektiv die Natur zum virtuellen Konstrukt, indem sie ihren virtuellen Anteil rekonstruiert.

Die Natur verschwimmt mit dem Künstlichen, wenn auch nach Falkner „die Unterscheidung des vom Menschen Gemachten und von Natur aus Gewachsenen in Frage gestellt" wird. Brunn bezweifelt in der Doping-Frage, dass die Unterscheidung zwischen dem „naturwüchsig Künstlichen" (Training) und dem „kunstwüchsig Künstlichen" (Doping) durchgehalten werden kann, und spricht stattdessen von der „Natürlichkeitsfiktion" im Sport. Diese Fiktion wird vom kulturellen Konstrukt des Sports generiert. Im Gegensatz zur Feststellung, dass die Kultur die Natur des Menschen sei[19], bedeutet diese Beobachtung, dass Natürlichkeit nicht etwa der menschlichen Kultur inhärent ist, sondern überhaupt erst geschaffen wird.

In Hoffmanns advokatorischer Position für das „virtuelle Kind" zeigt sich daher eine bioethisch eigentümliche Dialektik: Zwar wird dem Paar, das sich einer Kindeswunschbehandlung unterzieht, eine höhere Verantwortung für das Kind bescheinigt als Eltern einer „natürlichen Zeugung". Jedoch ergibt sich diese Gewichtung erst aus der virtuellen Positionierung der Bioethikerin. Das „virtuelle Kind" besitzt virtuelle Interessen. Folglich kann eine Gewichtung der ethischen Verantwortung nur unternommen werden, wenn dabei die virtuelle Perspektive eingenommen wird. Es wird dann nicht im Namen der Natürlichkeit argumentiert, sondern – wie sich mit

19 *Volker Gerhardt*: Individualität. Das Element der Welt; München 2000, 127.

Spieß' Beitrag analog zeigen lässt – die natürliche Zeugung als Gegenszenario *entworfen*, um die Verletzlichkeit des virtuellen Kindes hervorzuheben.

Das Argumentieren mit „psychological burdens“ für ungeborenes menschliches Leben ist in der Bioethik typisch.[20] Ihm wird in der Regel entgegengehalten, dass es das Kind nicht gäbe, wenn man das Risiko des psychological burden nicht in Kauf nimmt. Die Alternative für ein virtuelles Kind mit psychgological burden wäre gar kein Kind. Und was wäre für das Kind dann besser?[21] Der Vergleich hinkt freilich, weil es „für das Kind“ nicht besser sein kann, nicht zu existieren, wenn es aufgrund seiner Nicht-Existenz gar nicht in der Perspektive stehen kann, etwas besser oder schlechter zu finden. – Dieser Widerspruch wird dagegen aufgehoben, sobald die Interessen eines virtuellen Kindes erhoben werden. Das Kind existiert virtuell, und seine psychischen Belastungen werden mit einer *virtuell erzeugten natürlichen* psychischen Verfassung verglichen. Eine natürliche psychische Verfassung besitzt das Kind aber nur innerhalb des virtuellen Raums, weil es nicht anders geboren werden kann als unter den virtuell erhobenen psychischen Belastungen. Auch hier zeigt sich die Natürlichkeit als Fiktion in bioethischen Argumenten, die nichtsdestotrotz darin überzeugungswirksamer sein können, als die virtuellen Interessen eines virtuellen Kindes zu ignorieren.

Bioethik beschäftigt sich in vielerlei Hinsichten nicht mit natürlichen, sondern mit virtuellen Subjekten. Leidtragende können Ungeborene, Verstorbene, künstliche Subjekte und sogar Lebewesen sein, die nicht einmal potenziell geboren werden (embryonale Stammzellen). Zur normativen Aufgabe der Bioethik gehört es, nicht der Virtualität in eine scheinbare Unberührtheit entkommen zu wollen, sondern auf richtige Weise in die Virtualität hineinzufinden. Der richtige Weg der Bioethik verläuft nicht rückwärts, sondern vorwärts. Logische Widersprüche wie der Vergleich

---

20 *Lukas Ohly*: Der gentechnische Mensch von morgen und die Skrupel von heute. Menschliche Leibkonstitution und Selbstwerdung in den prinzipiellen Einwänden an Keimbahntherapie und reproduktivem Klonen; Stuttgart 2007, 16, 21.

21 *Richard Dawkins*: What's Wrong with Cloning? in: *Martha C. Nussbaum/ Cass R. Sunstein* (Hg.): Clones and Clones; Facts and Fantasies about Human Cloning; New York/London 1999, 54–66, 60; *Richard A. Epstein*: A Rush to Caution: Cloning Human Beings; in: *Nussbaum/Sunstein* (Hg.): Clones and Clones, 262–279, 269.

zwischen einem psychisch belasteten und keinem Subjekt können im virtuellen Raum durchaus als sinnvolle Paradoxien erscheinen, aus denen sich Handlungsorientierungen ableiten lassen. Auch und gerade als überwundene kann Natürlichkeit ethisch eine Rolle spielen. Natürlichkeitsfiktionen können daher sozial und normativ sinnvolle Konstruktionen sein, wenn ihre Einbettung in die Virtuelle Realität durchschaut wird. Die Bioethik steht vor der Herausforderung einzugestehen, dass es keinen Weg zurück in eine unberührbare Natur gibt, dass aber die argumentative Funktion der Natürlichkeit eine bleibende Ressource der ethischen Orientierung darstellt.

Körper und Leib

Virtuelle Welten sind körperliche Welten, in denen Subjekte immersiv eingebunden sind. Insofern sind sie auch rückbezogen auf das leibliche Erleben. Auf diese Weise bewegen sich Menschen vor einem Monitor durch Simulationsprogramme, als wären sie selbst der Körper auf dem Display. Dadurch könnte der Leib ein Widerlager gegen die Auflösung der erlebten physischen Realität in die Virtualität bilden. Bei den hier behandelten Themen spielte Leiblichkeit hingegen keine herausgehobene Rolle. Und die Begriffe, die phänomenologisch mit Leiblichkeit assoziiert werden können, nämlich das Subjekt oder das Selbsterleben, erfuhren in den Beiträgen dieses Bandes eine zunehmend überpersönliche Färbung. In der Synthetischen Biologie wird allenfalls noch von einem gattungsbewussten Selbst gesprochen. Falkner behandelt das menschliche Selbstverständnis im Sinne eines Gattungsbewusstseins. Und Himmelreichs Gedankenexperiment vom Sitz des Subjekts in einem Avatar macht den Körper zu einem reinen Objekt subjektiver Wahl.

In Brunns sportethischer Untersuchung wird der Begriff der „Selbstbeobachtung“ entleiblicht: Sie wird „an Hand isolierter Einzelkriterien“ vollzogen. Anstelle des „unmittelbaren Selbsterlebens“ tritt eine distanzierte Sicht auf den Körper, in denen „der Handlungsvollzug auf seine verobjektivierbaren Aspekte reduziert“ wird. Bei diesen Beobachtungen lässt sich nicht einmal mehr davon sprechen, dass die Erste-Person-Perspektive in die Dritte-Person-Perspektive übergeführt wird, wie dies materialistische Dekonstruktionen der Subjektivität versuchen. Vielmehr wird nun gegen das unmittelbare Selbsterleben das *Unpersönlichwerden* gestellt. „Isolierte

Einzelkriterien" beziehen sich zwar noch auf einen bestimmten Sportler. Allerdings sind Einzelkriterien als technische Standards auf jeden Sportler übertragbar. Zudem wird der Sportler, der diese „verobjektivierbaren Aspekte" besitzt, nicht als Subjekt interessant, sondern allenfalls als Vertreter einer Mannschaft, zudem als mehr oder weniger beliebig austauschbarer Vertreter. Der von Brunn beschriebene Verlust an Leiblichkeit und Selbsterleben führt somit zu einer Isolierung von Eigenschaften, für die es sekundär ist, dass sie von jemandem gehabt werden. Beispielhaft führt Brunn die Stereotypie von Bildern der Sportberichterstattung vor. Selbst die geschlechtlichen Stereotypen, die dabei kultiviert werden, bedienen dabei in erster Linie kulturelle Erwartungen der Zuschauer und ignorieren dabei das geschlechtliche Eigenleiberleben der Sportler.

Was Gilles Deleuze am Kino gezeigt hat, nämlich eine fortschreitende Anonymisierung von Bildern[22] und ein Unpersönlichwerden leiblicher Reflexe (Affekte) und des Gesichts[23], wiederholt sich hier am Beispiel von Sportberichterstattung und Trainingsaufnahmen. Dem unpersönlichen Körper steht zwar noch der Sport selbst als ein „leibliches Spielen" gegenüber. Aber offenbar ist das leibliche Selbsterleben dabei von der Virtualität des Sports entkoppelt.

Diese Entkopplung zeigt sich auch in Hoffmanns Darstellung einer Pathologisierung des Körpers, wie sie von Paaren bei einer Kindeswunschbehandlung erlebt wird. Die Frau erlebt ihren Körper als „unweiblich" und die Behandlung als schamvoll. Auch der von der Reproduktionsmedizin behandelte Körper verliert dabei die Persönlichkeit, und zwar nicht nur als je meine Persönlichkeit, sondern als Kategorie. Das Schamgefühl muss zwar das Selbst noch irgendwie auf sich selbst zurückwerfen, allerdings nun mangels eines Körpers, in dem es sich inkarniert. Gerade der *Körperverlust* beschämt und damit die Ablösung der Person von der Körperlichkeit.

Das Computerprogramm „Samantha" in Horstmanns Beitrag zeigt die gleiche Isolation körperlicher Merkmale von einem Körper. Samantha ist körperlos, hat aber eine Stimme und ist „weiblich". Sie hat keine Augen, aber einen Blick: Sie schaut mit Hilfe einer Kamera. Gerade dadurch erkennt Horstmann eine gewisse Wiederkehr des Körpers, wenn auch eine

22 *Gilles Deleuze*: Das Bewegungs-Bild. Kino 1; Frankfurt 1989, 279.
23 *Deleuze*: Das Bewegungs-Bild, 138f.

widersprüchliche: Samantha scheint „sich also nicht in der Software zu erschöpfen, sondern bis zu einem gewissen Grad auch die Hardware zu absorbieren, von der sie hervorgebracht wird.“ Denn als Computerprogramm kann sie in mehreren Computern zugleich aktiviert werden und somit Körperlichkeit transzendieren.

Bioethik kann sich hier nur mit entleibten Leidtragenden befassen. Das Leid ist auch nach der Virtualisierung der Körper an den Subjekten hängen geblieben; aber worauf es sich bezieht außer auf eine indifferente Selbstbezüglichkeit, lässt sich dann kaum bestimmen, es sei denn, man lässt Doppelreferenzen zu (der Körper ist sowohl der virtuelle als auch der verschwundene). Es fällt auf, dass Hoffmann davon spricht, dass der unerfüllte Kinderwunsch „nicht körperlich weh“ tut. Diese Feststellung ist erst nach dem Umschlag des Virtuellen ins Reale wahr geworden, nämlich erst dann, wenn der Körper, der schmerzen könnte, verschwunden ist. Solange dagegen das Subjekt im Leib inkarniert gewesen ist, konnte sich der unerfüllte Kinderwunsch im Eigenleiberleben einbrennen. Gegen die Scham des eigenen Körpers steht in der Virtualität die Scham der eigenen Körperlosigkeit. Eine virtuelle Bioethik steht vor der Herausforderung, Leid körperlos zu beschreiben: Zwar ist auch ein virtuelles Subjekt noch in einer Welt, aber weil diese Welt virtuell ist, fehlt dem Subjekt die körperliche Entsprechung seines Leibs. Es ist auf sich selbst zurückgeworfen, wenn es leidet. Es findet außer seiner selbst keine Anhaltspunkte, wo das Leid wehtut. Denn das, was noch wehtun könnte, ist unpersönlich geworden. Als Korrelat des Leides bleibt lediglich das unpersönliche Allgemeine. Nur sofern die Allgemeinheit einer Öffentlichkeit darüber aufklärt, dass sich im virtuellen Körper ein Defizit oder Handicap zeigt, kann sich das Subjekt noch darin vergewissern, dass es zu Recht leidet. Diese Komplementarität persönlichen Leids und unpersönlicher Korrelate wirft das Subjekt zurück auf die reine Reflexivität eines körperlosen In-der-Welt-seins.

Die Herausforderung der Bioethik besteht daher darin, dem entleibten Subjekt eine Stimme zu geben, die noch ihm selbst gehört, anstatt im Chor der unpersönlichen Allgemeinheit zu verstummen. Es geht also darum, die *reine Subjektivität* berücksichtigungsfähig zu machen. Dazu bedarf es einer neuen phänomenologischen Untersuchung der Subjektivität, die einen dritten Weg beschreitet zwischen Cartesianismus und Leibphänomenologie.

Menschenwürde

Abschließend soll noch die Anschlussfähigkeit von zwei Prinzipien der Ethik für eine Virtuelle Bioethik skizzenhaft getestet werden, nämlich der Prinzipien Menschenwürde und Gerechtigkeit. Es handelt sich dabei um einen Ausgriff, weil beide Prinzipien keine prominente Rolle in den vorliegenden Beiträgen spielen. Dennoch hat sich dieser Ausgriff in den vorigen Bemerkungen zur post-korporalen Subjektivität angedeutet: Wenn das leidfähige Subjekt als solches in der Virtuellen Realität gefährdet ist, müssen ethische Prinzipien neu auf dieses Problem abgestimmt werden.

Brunn merkt an, dass ethische Orientierungen besser durch Leitbilder als durch Prinzipien erzielt werden. Damit möchte er die Alternative von realen vs. konstruierten Prinzipien durchbrechen. Die Pointe seines Arguments liegt darin, dass selbst konstruierte ethische Leitbilder „nicht beliebig" sind. In der Konstruktion tut sich gegen willkürliche ethische Grundlegungen ein inhärentes Widerlager auf. Das gilt auch von Virtuellen Welten. Brunns Charakterisierung von Leitbildern ähnelt Lacans Differenzierung von (konstruierter) Realität und ihrer Bestimmung durch das unverfügbare Reale.[24]

Spieß weist am Beispiel der Debatte um Stammzellforschung darauf hin, dass die Argumentation über den Menschenwürdebegriff sowohl in unterschiedlichen sprachlichen Topoi angesiedelt ist (Topos vom Heilen und Helfen vs. Waren- und Industriemetaphorik) als auch verschiedene Bedeutungen der Menschenwürde unterlegt. Der inflationäre Gebrauch des Menschenwürdebegriffs in bioethischen Debatten legt nun nahe, dass bei aller Unschärfe auch in der Virtuellen Realität das Leitbild menschlicher Würde nicht hintergangen werden kann. Allerdings belegt die übermäßige Verwendung des Menschenwürdebegriffs auch eine Suchbewegung zum normativen Charakter der Menschenwürde. Wie post-korporal ist der Mensch wirklich im virtuellen Zeitalter? Und wie kann sich ein körperloses In-der-Welt-sein noch sinnvoll auf das Menschsein berufen, um Abwehr- und Schutzrechte zu beanspruchen?

Am Beispiel gefragt: Referiert nicht einerseits in der Debatte um Stammzellforschung der Embryo auf ein Lebewesen, das niemals als Mensch geboren werden wird, weil eine Stammzelle außer zu Forschungszwecken

24 *Dungs*: Anerkennung des Anderen im Zeitalter der Mediatisierung, 297.

niemals isoliert werden würde? Und wird nicht andererseits das „virtuelle Kind“ bei der Diskussion um Kindeswunschbehandlung eines Tages ein Kind aus Fleisch und Blut sein? In beiden Fällen wird die Menschenwürde einem virtuellen Wesen zugerechnet, das zum Zeitpunkt der Verhandlung körperlos ist. Solche Diskussionen weisen wieder zurück auf den *Zeitaspekt* einer Menschwürdeverletzung. In der Virtuellen Realität kehrt sich die Zeitdynamik um: Jemand kann im „realen“ Leben einen Mord planen, lange bevor er ihn durchführt. Aber das Mordopfer wird erst zu dem Zeitpunkt in seiner Menschenwürde verletzt, an dem der Mord verübt wird. Es kann zwar auch hier der „Zeitpunkt“ des Mordes zerdehnt sein, etwa wenn die Briefbombe bereits verschickt worden ist. In diesem Fall hat der Akt der Menschenwürdeverletzung bereits begonnen, ohne aber dass die Menschenwürde im echten Sinn „vor“ der Tat verletzt worden wäre. – Eine andere Zeitdynamik zeigt sich aber beim „virtuellen Kind“. Dort verändert der Umschlagspunkt, in dem die Virtualität in die Realität eindringt, auch das Zeitgefüge: Die Würde eines Menschen kann verletzt werden, noch bevor es ihn überhaupt gibt. Die Post-Korporalität der Menschenwürde wird hier darin markant, dass sie nur dann verletzt wird, wenn das Kind eines Tages geboren wird. Dagegen wird seine Menschenwürde respektiert, wenn es nie geboren wird.

An der Gegenüberstellung von virtueller und physischer Realität zeigt sich allerdings auch eine Ungenauigkeit. Denn auch das körperlose Subjekt kann bereits verletzt werden, bevor es geboren wird. Hoffmann beschreibt die Virtualität als Raum, in dem die Eltern auf das virtuelle Kind „psychisch reagieren“. Das ungezeugte Kind existiert allerdings nur als projiziertes Kind in diesem Raum und hat *für sich selbst* keine Subjektivität. Im virtuellen Raum wird ihm das Subjekt-Sein allenfalls von anderen zugerechnet.[25] Hier wird eine Doppel-Referenz des Subjekt-Begriffs vorgenommen: Damit das Subjekt in seiner Menschenwürde unverletzt bleibt, darf es nicht existieren. Diese Position setzt dabei eine Prä-Existenz des virtuellen Kindes voraus. Im virtuellen Raum ist aber das Kind nur im Hinblick auf eine mögliche Kindeswunschbehandlung prä-existent. Für den virtuellen Raum trifft folgende prägnante Formel zu: Natürlich gezeugte Kinder sind niemals

---

25 *Ohly*: Der gentechnische Mensch von morgen und die Skrupel von heute, 119f.

prä-existent gewesen. Das belegt den Einfluss des Umschlagspunkts des Virtuellen ins Reale auf das Zeitgefüge.

„Was ist der Mensch?" Die normative Rolle des Leitbildes Menschenwürde ist von der Beantwortung dieser Frage unabhängig. Auch die Bioethik kann nicht darauf warten, bis diese Frage beantwortet ist. Biotische und psychische Sachverhalte spielen zwar noch irgendwie in die Menschenwürde virtueller Wesen hinein, nicht allerdings weil sie *für sich selbst* realisiert sind, sondern weil sie virtuell zugerechnet werden. Anscheinend besitzt die Menschenwürde sogar bei nicht-existenten Menschen ein unhintergehbares Widerlager, das sich aufdrängt, wenn diese Menschen in den virtuellen Raum gezogen werden. Ihre Prä-Existenz vertritt dann ihre Existenz – und auch nur bei virtuellen Menschen. Das Subjekt als körperloses In-der-Welt-sein steigert sich in diesen Fällen zum „subjektlosen Subjekt", das zwar nicht für sich existiert, aber *für andere prä-existiert.*

Dasselbe Ergebnis resultiert übrigens auch, wenn man die Position zurückweist, dass es für das virtuelle Kind besser wäre, wenn es nie geboren wird. Denn auch dann vergleicht man seine Prä-Existenz mit seiner Existenz. Man betrachte folgenden Fall: Es könnte gegen den Schutz des prä-existenten Kindes dagegengehalten werden, dass man nur einem Menschen aus Fleisch und Blut schaden kann, dass es aber geradezu ein Widerspruch zur Menschenwürde-Idee darstellen würde, einem Menschen deshalb das Leben zu versagen, weil man ihm sonst schaden könnte. Ein solches Votum für das Leben nimmt aber ebenso eine advokatorische Position für das virtuelle Kind ein und projiziert dabei dessen Prä-Existenz.

Nur scheinbar könnte schließlich eine „agnostizistische" Position die Doppel-Referenz des Menschen vermeiden. Eine solche Position würde lauten, dass wir es nicht wissen können, ob es für das virtuelle Kind besser ist, geboren zu werden oder nicht. In diesem Fall enthält man sich einer Entscheidung und überlässt die Zukunft der virtuellen Lotterie. – Eine solche Position ist aber ethisch widersprüchlich, weil die Entscheidung für oder gegen eine künstliche Befruchtung keine natürliche Lotterie ist, sondern von Menschen herbeigeführt wird. Wer sich hier enthält, muss dabei zugleich erwarten, dass andere die Entscheidung herbeiführen und dabei die Menschenwürde des virtuellen Kindes zu beachten haben – und dabei in beiden Fällen ein prä-existentes virtuelles Kind einführen.

Das Beispiel legt den Horizont frei für die These, dass bioethische Prinzipien selbst virtuell sein müssen. Dazu bedarf es eines Menschenwürdekriteriums, das selbst virtuell ist, um den Referenten zu treffen, auf den es sich beziehen soll. Es darf in der Bioethik nicht darum gehen, angesichts technologischer Fortschritte ethische Prinzipien durch eine veränderte Ethik abzulösen (Fehlschluss des technologischen Primats), sondern ethische Prinzipien auf eine Ebene zu erweitern, die zwischen Realität und Fiktion liegt.

Anscheinend spielt dabei die Aufspaltung des Subjektbegriffs eine Schlüsselrolle, die das Für-sich-Sein des Subjekts von seinem Für-andere-Sein unterscheidet. Sogar in Himmelreichs materialistischer Variante der Auferstehung wird diese Doppelrolle kenntlich: Das Selbstmodell kann nach dem Tod des Gehirns nur weiterexistieren, wenn zwischendurch zwei Selbstmodelle dasselbe System repräsentieren, bis schließlich das Nachfolge-Subjekt im Zustand der Auferstehung das Ursprungs-Subjekt verdrängt hat. Hier liegen das Für-sich und das Für-andere in einer systemimmanenten Konkurrenz, die ethisch sogar zu einem Dilemma führen kann: Der Tod des einen Selbstmodells ist der Fortexistenz des anderen geschuldet. Himmelreichs Szenario zeigt, dass der Subjektbegriff nicht einfach die Normativität der Menschenwürde ablösen kann, weil die Gleichheit aller Subjekte virtuell unterlaufen wird: Das eine Subjekt kann nur unter der einen Bedingung existieren, dass es sich für ein anderes in den Dienst stellt. Zudem gilt ethisch dem Für-sich nicht immer der Vorzug vor dem Für-andere. Denn das Instrumentalisierungsverbot des Menschenwürdeprinzips kann auch – wie in Himmelreichs Gedankenexperiment – durch das prinzipiell unterdrückte Subjekt angemahnt werden, das in diesem Fall erst als das Für-andere seine Stimme erhält.

Gerechtigkeit

Wie kann es zwischen Menschen aus Fleisch und Blut und körperlosen Subjekten gerecht zugehen? Um welche Ressourcen konkurrieren sie? Offenbar sind ihre Verletzbarkeiten unterschiedlich gelagert, was einen Vergleich im Sinne einer distributiven Gerechtigkeit erschwert. Während leiblichen Menschen der lebensnotwendige Bedarf an physischen Ressourcen fehlen kann, könnte virtuellen Menschen gerade dadurch ihre Bedürfnisse vorenthalten werden, dass sie selbst physisch werden. Dasselbe trifft auch auf die psychischen Bedürfnisse zu, wie das Beispiel des „subjektlosen Subjekts" zeigt: Virtuelle Menschen können gerade dadurch ihres Bedarfs an psychischer Gesundheit verlustig gehen, dass sie überhaupt erst psychische Wesen werden – oder dass sie psychische Wesen bleiben, wie die Debatte um lebensverkürzende Maßnahmen von Patienten demonstriert. Offenbar führt der Umschlagspunkt des Virtuellen ins Reale auch dazu, dass sich Gerechtigkeit nicht als vergleichbare Zuteilung von „realen" Gütern realisiert. Was ein Gut ist, variiert je nach subjektivem Standpunkt.

Gibt es auch hier ein unhintergehbares Widerlager, das uns ethisch orientiert? Offenbar geht uns das intuitive Empfinden für die Gerechtigkeitsfrage nicht verloren, wenn wir mit virtuellen Menschen konfrontiert werden, denn gerade diese Intuition motiviert die Bioethik. Die Idee des Gesellschaftsvertrags abstrahiert dazu vom Faktischen, um auch kontrafaktische Subjekte zu erfassen und deren gerechte Behandlung in Blick zu nehmen. Inzwischen übergreifen entsprechende kontrafaktischen Modellierungen sogar die Interaktion zwischen Menschen und Tieren.[26] Bei der kontrafaktischen Modellierung werden Subjekte überhaupt erst instand gesetzt, als Subjekte der sozialen Interaktion aufzutreten. Insofern ist die Virtualisierung der Subjekte eine notwendige Bedingung der Theorie vom Gesellschaftsvertrag. Paradigmatisch zeigt sich das an John Rawls' Gerechtigkeitstheorie, die durch einen „Schleier des Nichtwissens"[27] nicht nur epistemisch alle Subjekte gleich behandelt. Vielmehr fordert der Urzustand bei Rawls, dass alle möglichen physischen und psychischen Dispositionen auch ontologisch zurückzuhalten sind. Auch wenn es keinen solchen Urzustand je gegeben hat, wird er ethisch so behandelt, dass in ihm alle Subjekte gleiche diskursive Fähigkeiten und Ressourcen besitzen, um ihre Interessen im Vorhinein auszugleichen, die sie in einer physischen Welt haben werden. Im Urzustand

---

26 Zur Kritik am Begriff der „tiergerechten Haltung" s. *Martin Langanke/Lieske Voget-Kleschin*: Tierethische Maßstäbe zur Beurteilung von landwirtschaftlicher Nutzierhaltung am Beispiel der Haltung von Hühnervögeln. Argumentative Möglichkeiten und Grenzen; ZEE 58/32014, 190–202, 191. Die hier vorgetragenen berechtigten Einwände am Begriff des Tiergerechten sind allerdings durch den gerechten Umgang mit Tieren motiviert, was sich am aristotelisch angelehnten Begriff der „(Tier-)Gemäßheit" zeigt. Die Kontrafaktizität geht den Autoren bei der Vorstellung einer „tiergerechten Haltung" nur nicht weit genug.

27 *John Rawls*: Eine Theorie der Gerechtigkeit; Frankfurt1994[8], 36.

dürfen daher auch unterschiedliche psychische Veranlagungen keine Rolle spielen. Sie sind in der Unterstellung des Urzustandes ontologisch nivelliert.

Rawls' Einfluss auf die Gerechtigkeitskonzeptionen der Gegenwart zeigt sich in der Gendertheorie und Tierethik und ist bioethisch um Norman Daniels' Theorie der „equal opportunities“[28] erweitert worden. In allen Fällen füllt die erhöhte Abstraktion von faktischen Unterschieden einen Raum mit neuen sozialen Interaktanten. Dabei wird nicht etwa das Für-sich-Sein eines stummen leidenden Subjekts gerechtigkeitstheoretisch wahrgenommen. Vielmehr werden jetzt auch Subjekte sprachfähig, die gar kein Für-sich-Sein haben und es niemals haben werden. In einer virtuellen Gerechtigkeitstheorie wird das subjektive Für-sich-Sein, also das Erleben von Erfahrungsgehalten, selbst ein Objekt gerechter Zuteilung.

Eine Virtuelle Bioethik scheint also auf ein virtuelles Gerechtigkeitsprinzip nicht verzichten zu können. Dazu muss sie allerdings plausibilisieren können, dass die Kriterien für gerechte soziale Interaktion die Phänomene des Ungerechtigkeitsempfindens angemessen für den virtuellen Raum übersetzen. So wäre es etwa ungerecht, wenn ein physisch leidender Mensch nur deshalb leiden muss, weil ein virtuelles Subjekt leidfrei prä-existiert. Dementsprechend hat Bernhard Irrgang auf die Gefahr aufmerksam gemacht, dass eine unterschiedslose moralische Zuerkennung auf alle möglichen Subjekte reale Ungerechtigkeiten und Menschenwürdeverletzungen verschleiern kann.[29] Umgekehrt belegt Hoffmanns Eintreten für das „virtuelle Kind“, dass Gerechtigkeitsfragen inzwischen früher einsetzen als unter der Voraussetzung, dass Subjekte physische Zeitgenossen sind. Ein virtuelles Gerechtigkeitsprinzip muss daher über ein Kriterium verfügen, „echte“ virtuelle Subjekte von „unechten“ virtuellen Subjekten zu unterscheiden.[30] Es reicht dafür nicht aus, nur solche virtuellen Subjekte ethisch zu berück-

---

28 *Norman Daniels*: Positive and Negative Genetic Interventions; in: A. Buchanan u.a.: From Chance to Choice. Genetics and Justice; Cambridge 2000, 104–155, 121.

29 *Bernhard Irrgang*: Posthumanes Menschsein? Künstliche Intelligenz, Cyberspace, Roboter, Cyborgs und Designer-Menschen – Anthropologie des künstlichen Menschen im 21. Jahrhundert; Wiesbaden/Stuttgart 2005, 166.

30 Zur Frage der „Echtheit“ der Subjekte am Beispiel von Embryonen s. *Lukas Ohly*: Konkrete Embryonen und konkrete Menschen – Kripkes Tipps zur Vermeidung einer Irritation; Zeitschrift für evangelische Ethik 50/2006, 277–290.

sichtigen, die eines Tages physisch werden. Denn es ist ja eine Pointe einer virtuellen Gerechtigkeitstheorie, dass sie auch die physische Existenz von gewissen Subjekten einschränkt.

Sinnvoller erscheint mir der Vorschlag, dass nur solche virtuellen Subjekte in einer Gerechtigkeitsuntersuchung als „echt“ zu behandeln sind, deren bloße physische Existenz menschenwürdig sein *kann*. Dies gilt ja nicht in allen Fällen, etwa in solchen nicht, in denen menschliche Wesen biotechnologisch erschaffen werden, um sie durch ihre bloße Existenz in ihrer Menschenwürde zu verletzen. Solche Subjekte zu erschaffen, ist dann nicht primär ungerecht als vielmehr menschenunwürdig.

Nach diesem Vorschlag etabliert erst die Menschenwürde das Feld der gerechten Güterzuteilung. Zwar entscheidet die Menschenwürde noch nicht, was gerecht ist; aber eine gerechte Zuteilung ist auf die gleiche Menschenwürde angewiesen. Im Raum der virtuellen Welt verdienen zwar alle virtuellen Subjekte gleiche Menschenwürde; diese Grundlegung der Gerechtigkeit etablieren sie gemeinsam und gleichermaßen. Aber für eine weitergehende Gerechtigkeitstheorie werden dann nur solche Subjekte berücksichtigt, die auch physisch existent werden können, wenn auch nicht müssen. Dieser Vorschlag reduziert das Risiko, dass physische Gerechtigkeitsprobleme gegen virtuelle Gerechtigkeitskonflikte ausgespielt werden.

Autoren

Frank Martin Brunn
geboren 1972 in Wiesbaden, studierte von 1991 bis 1997 Theologie in Oberursel, Frankfurt am Main und Marburg. Von 1997 bis 2000 Vikariat in Spiesen-Elversberg (Saarland), von 2001 bis 2011 Koordination des Ethisch-Philosophischen Grundlagenstudiums an der Universität Heidelberg, von 2005 bis 2011 zudem Geschäftsführung des Interdisziplinären Forums für Biomedizin und Kulturwissenschaften Heidelberg. 2004 Promotion an der Universität Heidelberg in Systematischer Theologie, 2012 Habilitation im Fach Systematische Theologie an der Universität Frankfurt am Main. Seit 2012 Pastor der ev.-luth. Kirchengemeinde Herrnburg (bei Lübeck), seit 2013 Privatdozent an der Universität Frankfurt am Main.

Forschungsschwerpunkte: Selbstbestimmung und Menschenwürde, Ethik im Sport, theologische Leibanthropologie, Kirchliches Bekenntnis und Ekklesiologie.

Wichtigste Veröffentlichungen: Sportethik. Theologische Grundlegung und exemplarische Ausführung (TBT 169), Berlin/Boston 2014. (mit Alexander Dietz): Selbstbestimmung in der Perspektive theologischer Ethik (MThSt 112), Leipzig 2011. Union oder Separation? Eine Untersuchung über die historischen, ekklesiologischen und rechtlichen Aspekte der lutherischen Separation in Baden in der Mitte des 19. Jahrhunderts (VVKGB 64), Karlsruhe 2006.

Daniel Falkner
geb. 1984 in Nürnberg, 2005–2011 Studium in Philosophie sowie Theater- und Medienwissenschaften an der FAU Erlangen-Nürnberg, 2011 Magister Artium; 2009–2011 Masterstudiengang Ethik der Textkulturen an der FAU Erlangen-Nürnberg und Augsburg, 2011 Master of Arts, Elitenetzwerk Bayern; 2011–2012 Wissenschaftlicher Mitarbeiter bei Prof. Dr. Jens Kulenkampff (Philosophie) im Masterstudiengang Ethik der Textkulturen, FAU Erlangen-Nürnberg und Universität Augsburg; seit 2012 wissenschaftlicher Mitarbeiter bei Prof. Dr. Friedemann Voigt (Ev. Theologie/Sozialethik) bei SYNMIKRO-LOEWE-Zentrum für Synthetische Mikrobiologie, Philipps-Uni-

veristät Marburg; arbeitet an der Dissertation: Metaphern des Lebens. Metapherntheorie als ethische Kritik am Beispiel der Metaphern in der Debatte um die Synthetische Biologie.

Michael Himmelreich
geb. 1987, nahm nach seinem Abitur im Jahre 2006 und einem darauf folgenden Freiwilligen Sozialen Jahr in einer Einrichtung für psychisch erkrankte Menschen sein Studium der evangelischen Theologie an der Goethe-Universität in Frankfurt am Main auf. Während des Studiums verbrachte er ein Jahr in Jerusalem an der Hebräischen Universität, wo ihn besonders die Studien in Talmud, jüdischer Mystik und Antisemitismus interessierten. Sein erstes theologisches Examen plant Michael Himmelreich im Frühjahr 2016 abzulegen.

Michaela Hoffmann
Dr. med. Dr. phil., geb. 1959, seit 1997 niedergelassen als Ärztin für Kinder- und Jugendpsychiatrie und -psychotherapie in Frankfurt; Studium der Humanmedizin in Genua und Frankfurt, parallel Studium der Klassischen Archäologie, Lehrbeauftragte des Senckenbergischen Instituts für Geschichte und Ethik der Medizin Frankfurt, Studium der Evangelischen Theologie. Geschieden, zwei Kinder.

Jonathan Horstmann
geb. 1990 in Braunschweig; Studium der Religionsphilosophie, Soziologie und Filmwissenschaft in Frankfurt am Main und Lowell, Massachusetts. Stipendiat der Studienstiftung des deutschen Volkes und des Evangelischen Studienwerks Villigst; seit 2012 Mitarbeiter am Lehrstuhl für Religionsphilosophie der Goethe-Universität Frankfurt am Main. Verschiedene redaktionelle Tätigkeiten als Autor und Journalist, unter anderem für die Frankfurter Allgemeine Zeitung und das Deutsche Filminstitut.

Lukas Ohly
geb. 1969 in Frankfurt am Main; Studium der Evangelischen Theologie und Philosophie in Frankfurt/M., Marburg, Heidelberg; 1996 und 1999 Kirchliche Examina; 1998 Magister Artium Philosophie bei Prof. Dr. Rainer Forst; 2000 Theologische Dissertation: Sterbehilfe: Menschenwürde zwischen Himmel und Erde; 2007 Theologische Habilitationsschrift: Der

gentechnische Mensch von morgen und die Skrupel von heute. Menschliche Leibkonstitution und Selbstwerdung in den prinzipiellen Einwänden an Keimbahntherapie und reproduktivem Klonen; seit 2013 apl. Prof. für Systematische Theologie und Religionsphilosophie an der Goethe-Universität Frankfurt/M.

Publikationen (in Auswahl): Warum Menschen von Gott reden. Modelle der Gotteserfahrung, Stuttgart 2011; Problems of Bioethics, Frankfurt/M. 2012; Was Jesus mit uns verbindet. Eine Christologie; Leipzig 2013

Constanze Spieß
geb. 1975 in Bernburg/Saale; Studium der Germanistik und Katholischen Theologie an der Johannes Gutenberg-Universität in Mainz; 2002 Erstes Staatsexamen, 2010 Dissertation: Diskurshandlungen. Theorie und Methode linguistischer Diskursanalyse am Beispiel der Bioethikdebatte, 2003-2007 Stipendiatin in der Graduiertenförderung der Bischöflichen Studienförderung Cusanuswerk Bonn, seit 2007 wissenschaftliche Mitarbeiterin am Germanistischen Institut der Westfälischen Wilhelm-Universität Münster (Abteilung Sprachwissenschaft und Sprachdidaktik).

Publikationen (in Auswahl): Sprachstrategien und Kommunikationsbarrieren. Zur Rolle und Funktion von Sprache in bioethischen Diskursen. Bremen 2012; Die sprachlich-diskursive Konstitution von Weltanschauung und Weltbild im Stammzelldiskurs durch Lexik, Metaphorik und Argumentationsmuster. In: tekst y dyskurs – text und diskurs 4, 133-156; Diskursive Differenzen in Bioethikdebatten Großbritanniens und Deutschlands. In: Kämper, Heidrun/Kilian, Jörg (Hrsg.): Wort - Begriff - Diskurs. Deutscher Wortschatz und europäische Semantik, Bremen 2012, 49-68; *Leid* und *Selektion* im Kontext der Bundestagsdebatten um Präimplantationsdiagnostik - Ein Ansatz diskurskritischer Analyse öffentlich politischer Diskurse. In: OBST 82. Kritische Diskursanalyse und Funktionale Pragmatik. Hrsg. von Franz Januschek, Angelika Redder und Martin Reisigl, Heft 82/2012, 133-152.

Abstracts

Frank Martin Brunn: Die Virtualisierung des Körpers im Sport

This article examines whether sports do represent a virtualisation of the human being. Due to the permanent quantification of performance and achievements in sports, the sportsman or -woman is not considered as an individual human being any more. Referring to doping, it is argued, that the human body is virtualised with the aim to comply with rules and requirements. Another example for the virtualisation of the human being in sports is the creation of stereotyped images. Ethics has to explain the connections and rule developments in sports with visual guidelines („Leitbilder").

Daniel Falkner: Zwischen Realität und Fiktion. Lebendige Metaphern und virtuelles Leben in der Synthetischen Biologie

Metaphors and virtuality refer not only to common etymological and historical roots, but also influence today's life sciences and biotechnologies in their epistemic inquire and technical progress. In Synthetic Biology Craig Venter writes the "software of life" as DNA code and thereby the metaphor of the "genetic code" literally comes to life. This leads to a reassessment of Synthetic Biology as a science between artificial life and living art and directs the focus of ethical criticism on the argumentative dimension of metaphors of virtuality.

Michael Himmelreich: Auferstehung in Anschluss an die Selbstmodell-Theorie der Subjektivität von Thomas Metzinger

Is resurrection possible, and if so, how? This paper discusses two conceivable ways. Drawing on Thomas Metzinger's self-model theory of subjectivity, it proposes a virtual problem solution that perceives resurrection as a new creation of an avatar. There are some ethical questions raised by that idea, one of which is whether resurrection is based on domination of a subordinated subject.

Michaela Hoffmann: Kindeswunschbehandlung mit den Augen des Kindes – Das virtuelle Kind in der Reproduktionsmedizin

In face of psychological burdens and ethical dilemmas in cases of artifical insemination and in-vitro-fertilisation, the article refers to the interests of the virtual child. According to a so-called advocatoric ethics, the article claims an obligatory consult of concerned couples. Such a consulting process is supposed to focus on human identity.

Jonathan Horstmann: Besteht Samantha den Turing-Test? „Her“ und die mutmaßliche Mentalität virtueller Personen

“Her”, a 2013 film directed by Spike Jonze, introduces us to Samantha, a computer program with a voice and virtual persona. According to the Turing test, Samantha must be considered a thinking entity due to her high ability to communicate, whereas John Searle’s thought experiment of the “Chinese room” denies this assumption, claiming that Samantha lacks both a mind and understanding. An analytical approach by Donald Davidson may offer an explanation for Samantha’s having mental events, which seems to be obvious in the film’s narrative but otherwise proposes a severe logical problem.

Lukas Ohly: „Playing God“. Zur virtuellen Dimension einer bioethischen Metapher

Creative events weaken human orientation because they are not objective but create objective facts. Objectively they are indiscernible. Virtual realities share this lack of distinctiveness. Thus they weaken ethical orientation. The virtual representation of bioethical issues generates indistinct constructions of life and humankind. The warning signal „Playing God“ refers to this feature of virtuality.

Constanze Spieß: Virtualisierung von Gefahren und Chancen im Bioethikdiskurs um Stammzellforschung. Eine linguistische Analyse

This paper characterizes the bioethical discourse of stem cell science as conflict that becomes manifest across language use. The cause of such bioethical semantic struggles in this discourse is due to the coincidence of diverse ideological positions. Within the discourse of stem cell science, linguistic conflicts appear as virtualized risks and virtualized chances/opportunities through the use of specific metaphors or arguments.

Theologisch-Philosophische Beiträge zu Gegenwartsfragen

Herausgegeben von Susanne Dungs, Uwe Gerber,
Lukas Ohly und Andreas Wagner

Band 1 Walter Bechinger / Uwe Gerber / Peter Höhmann (Hrsg.): Stadtkultur leben. 1997.

Band 2 Elisabeth Hartlieb: Natur als Schöpfung. Studien zum Verhältnis von Naturbegriff und Schöpfungsverständis bei Günter Altner, Sigurd M. Daecke, Hermann Dembowski und Christian Link. 1996.

Band 3 Uwe Gerber (Hrsg.): Religiosität in der Postmoderne. 1998.

Band 4 Georg Hofmeister: Ethikrelevantes Natur- und Schöpfungsverständnis. Umweltpolitische Herausforderungen. Naturwissenschaftlich-philosophische Grundlagen. Schöpfungstheologische Perspektiven. Fallbeispiel: Grüne Gentechnik. Mit einem Geleitwort von Günter Altner. 2000.

Band 5 Stephan Degen-Ballmer: Gott – Mensch – Welt. Eine Untersuchung über mögliche holistische Denkmodelle in der Prozesstheologie und der ostkirchlich-orthodoxen Theologie als Beitrag für ein ethikrelevantes Natur- und Schöpfungsverständnis. Mit einem Geleitwort von Günter Altner. 2001.

Band 6 Katrin Platzer: *symbolica venatio* und *scientia aenigmatica*. Eine Strukturanalyse der Symbolsprache bei Nikolaus von Kues. 2001.

Band 7 Uwe Gerber / Peter Höhmann / Reiner Jungnitsch: Religion und Religionsunterricht. Eine Untersuchung zur Religiosität Jugendlicher an berufsbildenden Schulen. 2002.

Band 8 Walter Bechinger / Susanne Dungs / Uwe Gerber (Hrsg.): Umstrittenes Gewissen. 2002.

Band 9 Susanne Dungs / Uwe Gerber (Hrsg.): Der Mensch im virtuellen Zeitalter. Wissensschöpfer oder Informationsnull. 2004.

Band 10 Uwe Gerber / Hubert Meisinger (Hrsg.): Das Gen als Maß aller Menschen? Menschenbilder im Zeitalter der Gene. 2004.

Band 11 Hubert Meisinger / Jan C. Schmidt (Hrsg.): Physik, Kosmologie und Spiritualität. Dimensionen des Dialogs zwischen Naturwissenschaft und Religion. 2006.

Band 12 Lukas Ohly: Problems of Bioethics. 2012

Band 13 Lukas Ohly: Gestörter Friede mit den Religionen. Vorlesungen über Toleranz. 2013.

Band 14 Uwe Gerber: Gottlos von Gott reden. Gedanken für ein menschliches Christentum. 2013.

Band 15 Uwe Gerber: Fundamentalismen in Europa. Streit um die Deutungshoheit in Religion, Politik, Ökonomie und Medien. 2015.

Band 16 Lukas Ohly (Hrsg.): Virtuelle Bioethik. Ein reales Problem? 2015.

www.peterlang.de